家庭保健必备手册

高血压
中医食养方

主 编 周会菊

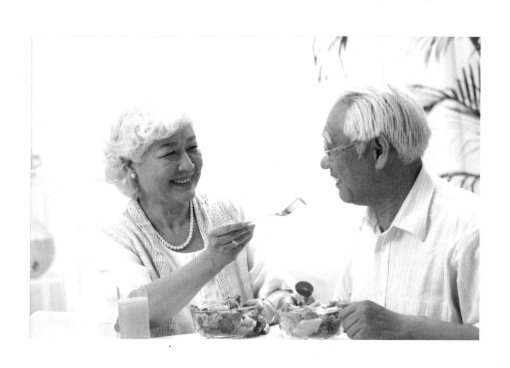

江西科学技术出版社

图书在版编目（CIP）数据

高血压中医食养方 / 周会菊主编. -- 南昌：江西科学技术出版社, 2014.1（2020.8重印）

ISBN 978-7-5390-4888-8

Ⅰ.①高⋯　Ⅱ.①周⋯　Ⅲ.①高血压—食物疗法

Ⅳ.①R247.1

中国版本图书馆CIP数据核字（2013）第283179号

国际互联网（Internet）地址：http：//www.jxkjcbs.com

选题序号：ZK2013147

图书代码：D13060-102

高血压中医食养方

GAOXUEYA ZHONGYI SHIYANGFANG

周会菊　主编

出　版	江西科学技术出版社	
社　址	南昌市蓼洲街2号附1号	
	邮编：330009　电话：（0791）86623491　86639342（传真）	
印　刷	永清县晔盛亚胶印有限公司	
项目统筹	陈小华	
责任印务	夏至寰	
设　计	松雪图文 SONGXUE TUWEN　王进	
经　销	各地新华书店	
开　本	787mm × 1092mm　1/16	
字　数	260千字	
印　张	16	
版　次	2014年1月第1版　2020年8月第2次印刷	
书　号	ISBN 978-7-5390-4888-8	
定　价	49.00元	

赣版权登字号-03-2013-183

目 录
contents

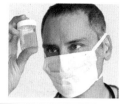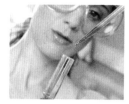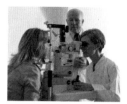

Part 1 您必须了解的高血压知识

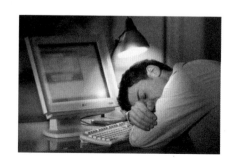

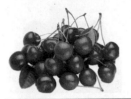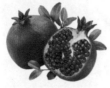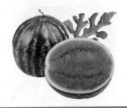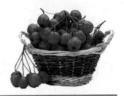

目录 contents

Part 2 吃对食物降血压

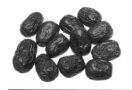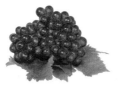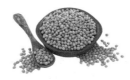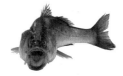

目 录 contents

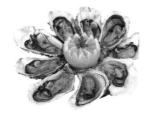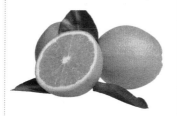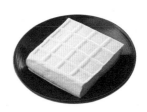

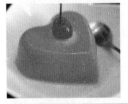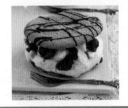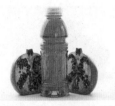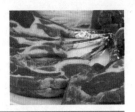

Part 3 高血压患者慎食或禁食的食材、中药材

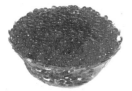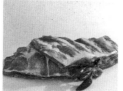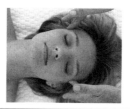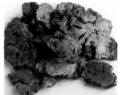

目 录 contents

Part 4 中医降血压

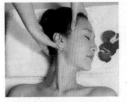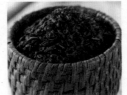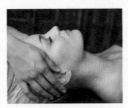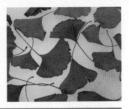

目 录 contents

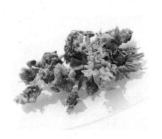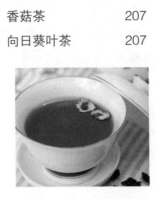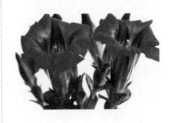

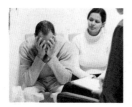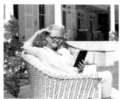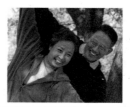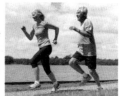

Part 5 简单易行的降压运动

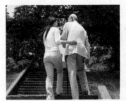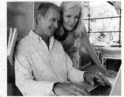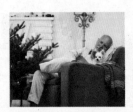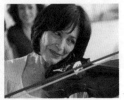

目录 contents

Part 6 稳定血压，好心情、好习惯比药物更灵验

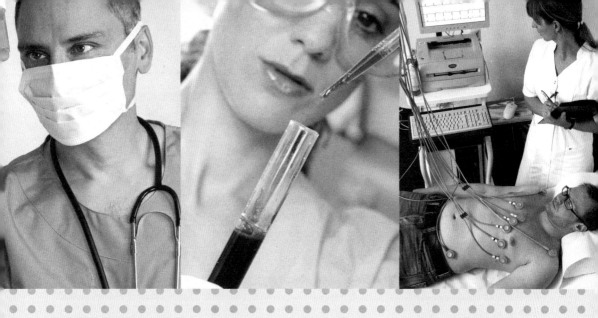

Part 1
您必须了解的高血压知识

　　根据调查，我国的高血压患者约有1.6亿。在这个庞大的人群中，多数人不知道自己已患高血压，有75％的人未接受正规治疗，以致影响病情，甚至危及生命安全。高血压是所有血管疾病的高致病因素，常伴有其他危险因素，如心肌梗死、心力衰竭、脑卒中等。因此，在刚刚开始控制高血压时，就应该未雨绸缪，了解关于高血压的知识，选择合适的方案，将高血压最容易伤害的器官保护起来，有效控制高血压病及其并发症的发生和发展。

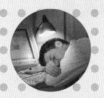

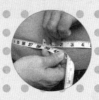

测试，看看您患高血压的概率有多少

　　高血压是常见的心血管疾病之一，不但发病率高，而且会引发严重的心脑、肾并发症，死亡率极高。高血压病在导致心血管系统受损时不会引发任何症状，多数人因缺乏对高血压知识的了解而深受其害。值得庆幸的是，高血压病并不是很难控制，如果您有高血压好发因素，那么只要在饮食、生活习惯上做适当改变，就能避免发病。或者你会因忙于工作和家庭而没有空闲时间，那么为了您的身体健康，您不妨抽出一点时间，自测一下看看自己是否患高血压。若答案是肯定的，请在括号内打"√"。

家族遗传史、年龄、体型测试	是	否	自测结果
您年龄超过40岁了吗？			
父母、祖父母、外祖父母中有人患高血压吗？			
父母、祖父母中有患心脑血管疾病、心脏病及肾脏病的吗？			如果您以上问题的答案都是否定的，那么说明您患高血压病的可能性比较小。相反，您打的"√"越多，说明您患高血压病的可能性就越大。患高血压病概率高的朋友，为了您的身体健康，请立刻采取措施，预防高血压病的发生或者控制高血压病情的发展。
男士腰围超过90厘米，女士腰围超过85厘米了吗？			
正处于更年期？			
精神压力测试	是	否	
性格急躁，易发脾气。			
不注意劳逸结合。			
平时总是处于紧张状态。			
对人、对事敏感。			
常常感到不安、畏惧。			
生活习性测试	是	否	
平时很少步行，多是坐车。			
平时没有从事体育运动。			
过度吸烟、饮酒。			
经常熬夜。			
饮食习惯测试	是	否	
平时喜欢吃咸菜或吃的菜总是很咸。			
吃饭时，很少细嚼慢咽。			
经常暴饮暴食。			
平时很少吃蔬菜水果。			
不喜欢吃粗粮。			

自我监测血压

上面测试中打"√"较多的朋友，也就是易患高血压的朋友们，从你做完上面的测试开始，一定要时常监测自己的血压哦，做到早发现早治疗，尽量将疾病的危害性减到最小。

对于高血压患者来说，血压监测同服降压药控制血压一样重要。

★ 自我监测血压的重要性

①监测血压是医生为患者制订降压治疗方案的重要依据。
②监测血压是评估血压控制是否达理想目标值水平以及预防靶器官损害和并发症的判断标准。
③监测血压能提高全民的防高血压意识，延缓我国日趋升高的高血压发病率，预防高血压。

★ 自我监测血压的好处

①可以根据自己的感觉随时监测血压，特别是夜间高血压。
②可以了解用药后疗效出现时间和降压维持时间，知道血压是否达标。
③可以监测饮食、饮酒、吸烟、运动、情绪等变化对血压的影响，有利于采取防范措施。

★ 要自我监测血压，您得有一个血压测量计并会使用它

水银柱血压计

现在市场上的血压计很多，水银柱血压计虽然使用麻烦，但它是世界公认的血压监测的"金标准"，所以我们这里先介绍水银柱血压计的使用方法。

使用方法

自己用水银柱血压计自测血压时最好取左侧卧位，裸左臂。将血压计打开，放于枕头左侧，以自己能看到血压计的水银柱波动为最佳位置。

用挤压袖带的方式排出袖带里的气体后，将袖带气袋中部连接橡胶管的部位对准肘窝，其下缘要距肘窝2～3厘米；左上臂压住袖带一端，右手将袖带另一端缠绕固定，不可过紧或过松，以能够往里放入一指为宜；将听诊器头放在袖带下的肘动脉搏动处。

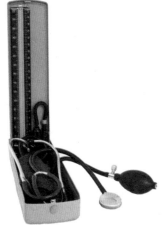

关闭球囊开关，左臂伸展，右手打气，待肱动脉搏动消失，再将水银柱升高20～30毫米汞柱。此时，听诊器听不到任何声音。然后打开球囊开关，缓慢放气，双目平视水银柱的波动，耳朵聆听动脉音的出现。当气袖内的压力等于或稍低于收缩压时，可以听到脉搏动音，听到第一个声音所对应的血压计读数值

即为收缩压。继续放气，在气袖内压力低于收缩压而高于舒张压的这段时间内，心脏每收缩一下均可听到一次动脉搏动音。当气袖内压力等于或稍低于舒张压时，血流又复通畅，涡流消失，则声音突然减弱，很快消失，声音消失前最后一声动脉搏动音所对应的血压计读数值即为舒张压，这时，要注意做好记录。

自测完毕后，将袖袋中的气体排净，血压计向右倾斜45°，使里面的水银全部回到水银囊中。最后，关闭开关，整理气袖，合上血压计。

注意事项

打开血压计后扳开开关，看看水银柱是否处于"0"刻度。如果不是，则应当进行校准，否则会影响测出的数值。

将球囊的开关关闭，一手压住袖带，另一手按压球囊向袖带内充气，看看水银柱是否会随之升高，或者是否有水银中断的现象。如果不能上升或是有裂隙，就说明该血压计有漏气的情况，或者水银量有所减少，这样的血压计就不能再用来测量了。

天热时要将袖口挽起，以露出大半个上臂为准，脱袖最好。天冷时，在不影响保暖的前提下，尽可能地减少测量手臂的衣服，以免因为衣服太多导致血压值偏高。

上肢伸直，肘部应当与自身心脏保持同一水平位置，并且稍稍向外侧伸展。

测量时，听诊器的听筒应当放在肘窝的肱动脉处，切不可贪图方便省事而将其塞到袖带里，否则会使测出的血压值比实际高。

如果测量过程中血压值过于异常，或者测量者没有听清楚，应当先将袖带内的气体排尽，水银柱再次降至"0"刻度，稍等片刻之后再进行第二次测量。一般不可连续测量超过两次，以测量所得的最低结果为准。

测量结束后，取下袖带，挤压排尽空气，关闭球囊的开关，折叠好后放入盒子里。记住，要将血压计的盒盖向右倾斜45°，使水银完全回流槽内，再关闭水银槽的开关，阖上盒盖。如果不将水银回流，就会导致下一次使用时水银柱出现断裂，水银的挥发也会变得很快。

臂式血压计

目前，市场上电子血压计主要有三类：手指血压计、腕式血压计、臂式血压计。这三种电子血压计相对来说操作均比较容易，但是准确度却差别较大。相比而言，臂式血压计是三种电子血压计中较为准确的一种。

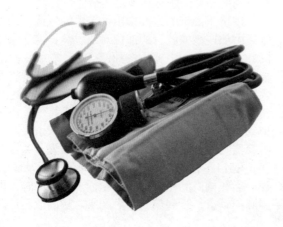

使用方法

将主机翻过来，按箭头所指方向卸下电池盖。确认电池的正负极后，装入(AAA)号碱性电池4节。盖上电池盖，听见"咔哒"一声，表示电池盖盖好了。

在安静、放松、自然的环境中，脱去外套、毛衣等较厚衣服，裸露上臂或穿较薄的衣服。

坐姿端正，将手臂放在

桌面上，使掌心朝上，手指自然弯曲呈虚握拳头状。将臂带展开，卷绑在裸露的手臂上，胶管的出口应与手掌面的小手指对齐，高度应与心脏保持大致相同的水平位置。将血压计的臂带端部握住，一边拉，一边将臂带紧紧地缠在手臂上。臂带不能捆绑得太紧，也不能太松，以能放进一根手指最为合适。

固定好臂带的位置后，再用黏口将臂带固定在上臂上，臂带的下边缘应处于肘关节以上2~3厘米处。

按开始/停止按钮，待自动充气、完全放气后，就可以直接从显示屏读取血压数据，记录数据。

注意事项

如果想测量较为准确的血压值，应该连续测量7天，然后将第一天的血压值去掉，将后面6天的血压值平均之后就是自己较为准确的血压值。

测量的时候，如果天气不冷，应尽可能裸露手臂。如果穿有较多的衣物，在测量的时候，不要卷起袖口，而应该将衣物脱去。

上臂式血压计也可以在右臂上进行测量。

请务必使用碱性电池，若长时间不使用血压计时，应从血压计中取出电池。

扎牢臂带后，请勿将衣服带入臂带，否则会影响测量准确度。

请在身体放松的状态下进行测量，并不可抽烟、深呼吸、说话及蠕动，否则将影响测量结果。

每天在同一时间，用同一只手臂、相同姿势进行测量。

在测量前必须保持4~5分钟的安静。

腕式血压计

这种可连续24小时监测血压的腕式血压计BPro，它可以像手表一样在手腕上连续佩戴几小时甚至几天，随时监控人体血压，使医生能详细了解佩戴者的血压变动，及时发现异常状况，特别适合完全没有感知到自己患有高血压的人。

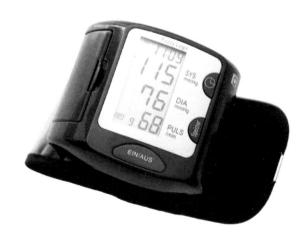

使用方法

在电源关闭状态下，按住"设定"键不放，约3秒钟，年份数字闪烁，松开"设定"键。每按一次"记忆"键，数字增长"1"。如按住"记忆"键不放，数字将快速增长。当所要设置的年份出现在显示屏上时，按"设定"键确认数值，并进入下一个日期设置菜单。重复以上步骤设置月、日、时、分。完成以上设置后，按"启动/停止"键或再按一下"设定"键关闭电源。

设置日期、时间后进入语音功能设置状态，可将语音功能设置为开启或关闭状态。按"记忆"键设置状态，ON为语音功能开启，OFF为语音功能关闭。设置完成后，按"启动/停止"键或再按一下"设定"键关闭电源。

挽起衣袖，将腕带直接套在手腕上，显示屏应与手腕同一面，腕带离手掌边缘1厘米。握住腕带的末端，将毛面的腕带勾搭在勾面上，将松紧控制在舒适的程度。

让腕带中心与心脏保持在同一水平高度，身体挺直，露出手腕，双脚自然平放在地面上，按下"启动/停止"键，显示屏全显自检并自动加压进行测量。

测量结束后，血压计同时自动排气，显示测量结果并自动保存测量结果，按"启动/停止"键切断电源。即使忘记关机，1分钟后也会自动关机。

注意事项

每天请在同一时间段进行测量，测量前应放松身体，深呼吸，消除紧张感。

测量时请保持正确姿势，切勿摇晃、讲话、吃东西，保持放松安静的状态。

对于50岁以上的人，由于血管弹性不好，腕式血压计无法准确测量血压值，推荐使用臂式电子血压计。

许多人使用腕式血压计时总是不自觉地将手腕向外转，这样容易因为紧张而造成测量误差。手腕应该自然伸出，与桌面约呈45度角，才能保证测量数值准确。

正常血压值、正常高值、高血压

★正常血压值

收缩压低于130毫米汞柱，舒张压低于85毫米汞柱；最为理想的血压是收缩压低于120毫米汞柱，舒张压低于80毫米汞柱。

★正常高值或高血压前期

收缩压达到130～139毫米汞柱，舒张压达到85～89毫米汞柱。

★高血压

收缩压大于或等于140毫米汞柱，舒张压大于或等于90毫米汞柱，或收缩压、舒张压任何一种超过正常范围时，都诊断为高血压。

高血压的分类、分级（期）

★高血压的分类

按病因分类，高血压可分为原发性高血压和继发性高血压。

通常我们所说的高血压是指原发性高血压，约占高血压患者的95%。原发性高血压又称高血压病，是一种高发病率、高并发症、高致残率的疾病，严重威胁着人们的健康和生活质量。但是，目前对其发病原因尚未完全了解。

继发性高血压又称症状性高血压，是某些确定的病因或原因引起的高血压，约占高血压患者的5％。因此，如果您发现自己患有高血压，不要盲目应用降压药物，一定要到医院进一步检查。有些继发性高血压是由可治疗的疾病引起的，如单侧肾脏病变、肾脏肿瘤、肾动脉狭窄、嗜铬细胞瘤、主动脉狭窄等。这些疾病均可进行手术治疗，病因解除后，高血压也就缓解了。

按病程的发展分类，高血压可分为缓进型高血压和急进型高血压。

缓进型高血压起病隐匿，病情发展缓慢，病程较长，可达数十年，多见于40岁以上的人，早期可无任何症状，偶尔在查体时发现血压升高。个别患者可突然发生脑出血，此时才发现高血压。

急进型高血压是指由于某种诱因使血压突然极度上升，舒张压大于140毫米汞柱，引起一系列神经血管加压效应，继而出现心、脑、肾脏器官功能的严重障碍。其诱发因素有极度疲劳、过度紧张、寒冷刺激、更年期内分泌改变等。若救治不及时，往往危及生命或遗留严重后遗症。所以，一旦遇有这种情况，应尽快送患者去医院救治。

高血压的分类

按病因分

原发性高血压

继发性高血压

按病程的发展分类

缓进型高血压

急进型高血压

★ 高血压的分级（期）

高血压的分级（期）是根据高血压对心、脑、肾等重要器官的损害程度来划分的，可分为三级（期）。根据不同分级（期）对高血压进行针对性治疗，可取得理想的治疗效果。

级　别	收缩压（毫米汞柱）	舒张压（毫米汞柱）	靶器官的损害
理想血压	<120	<80	无
正常血压	<130	<85	无
临界高血压（正常高限）	130～139	85～89	无
1级（期）高血压（轻度高血压）	140～159	90～99	此时机体无任何器质性病变，只是单纯高血压。
2级（期）高血压（中度高血压）	160～179	100～109	此时有左心室肥厚，心、脑、肾损害等器质性病变，但功能还处于代偿状态。
3级（期）高血压（重度高血压）	≥180	≥110	此时有脑出血、心力衰竭、肾功能衰竭等病变，已进入失代偿期，随时可能发生生命危险。
单纯收缩期高血压	≥140	<90	

高血压患者需做的基本检查

　　确诊高血压后，为了避免高血压的并发症，还要做几种高血压检查，做到预防高血压并发症以及更好地治疗高血压。那么，还要做哪些高血压检查呢？

★ 用于排除继发性高血压的检查

名　称	检查内容
尿常规检查 	了解有无早期肾脏损害，高血压是否由肾脏疾患引起以及是否伴有糖尿病等。若尿中有大量尿蛋白、红细胞、白细胞、管型，则应考虑慢性肾炎或肾盂肾炎所致的继发性高血压；若仅有少量尿蛋白、少量红细胞，提示可能是原发性高血压所致的肾损害；若发现尿糖，则需进一步查血糖，以判断是否患糖尿病。为了避免误差，留取尿液标本应使用清洁容器，取清晨第一次尿液并及时送检。女患者应避开月经期并留中段尿做尿液检查。
血液检查	包括尿素氮、电解质、血脂、血糖、血尿酸、血黏度等，帮助明确高血压是否由肾脏疾病引起，判断高血压对肾脏的影响程度、是否存在某些危险因素及合并症，如高脂血症、糖尿病、高尿酸血症等。
其他继发性高血压筛查	肾脏及肾上腺B超检查、心脏彩色多普勒超声及血管多普勒超声（颈动脉、肾动脉及脑动脉等）检查。24小时动态血压测定能记录昼夜正常生活状态的血压，了解昼夜血压节律，以便合理指导用药时间、剂量。

★ 用于筛查高血压靶器官受累的检查

名　称	检查内容
心电图	目的是检查患者心脏是否肥大、脉搏是否不规则、是否患有冠心病和心肌梗死等其他疾病。
超声心动图	目的是了解患者心室壁是否肥厚及各心腔大小等情况。
X线胸片	目的是检查患者心脏的大小、大动脉和肺部的瘀血状况。
眼底检查	专家指出，高血压患者病情发展到一定程度时，其眼底视网膜血管会发生某些病理改变。通常对早期病人做眼底检查可以发现小动脉痉挛性收缩，病情较重者可见到血管反光增强、管径不规则，且有动静脉交叉压迫现象，血管硬化可见银丝状。因此，眼底检查很重要。
脉波检查	目的是确认末梢动脉的血液流动是否顺畅。

引起高血压的原因

肥胖　体重指数增加是高血压病最危险的因素。肥胖人脂肪多，这不仅会引起动脉硬化，而且还会因脂肪组织内微血管的增多造成血流量增加，结果易产生血压。

饮食　食入过多的食盐可导致高血压。此外，钾和钙食量过低、优质蛋白质的摄入不足，也被认为是可使血压升高的因素之一。

年龄　年龄与高血压关系也很大。就总人群来说，年龄每增加10岁，高血压发病的相对危险性就会增加29.3%～42.5%。

精神　长期精神紧张、烦恼和环境的恶性刺激（如噪音），都可以导致高血压的发生。

职业　在工作紧张、注意力需要高度集中又少体力活动的从业人群中，高血压的发病率明显增高。

饮酒　酒能引起高血压，且会加重高血压，损害心脑血管。

吸烟　吸一支普通的香烟可使收缩压升高1.3～3.3kPa（10～30mmHg）。长期大量吸烟，也就是说，每日抽30～40支香烟，可引起小动脉的持续性收缩。天长日久，小动脉壁的平滑肌变性，血管内膜渐渐增厚，形成小动脉硬化。

性格　性格与高血压也密切相关，性格、情绪的变化都会引起人体内产生很多微妙的变化。例如，一些促使血管收缩的激素在发怒、急躁时分泌旺盛，而血管收缩则会引起血压的升高，长期如此，将会引发高血压。

遗传　高血压具有明显的家族聚集性，父母均有高血压，子女的发病概率高达46%，约60%高血压患者可询问到有高血压家族史。

高血压的危害

★高血压的危害一：引发脑血管疾病

高血压病的主要直接并发症是脑血管病，尤其是脑出血。研究表明，血压越高，并发症的发生率也越高。高血压病患者发生脑血管病的人数约占整个脑血管病发生人数的70%，其中确诊高血压病患者患脑血管病的相对危险性是正常血压者的32倍。

★高血压的危害二：对心脏血管有损害

高血压对心脏血管的损害主要是损害冠状动脉血管，而心脏其他的细小动脉则很少受累。有研究者认为，由于血压增高，冠状动脉血管伸张，刺激血管内层下平滑肌细胞增生，使动脉壁弹力蛋白、胶原蛋白及黏多糖增多，血管内膜层和内皮细胞损伤，胆固醇和低密度脂蛋白易浸入动脉壁，导致纤维增生。另外，由于平滑肌细胞内溶酶体增多，减少了对动脉壁上胆固醇等物质的消除，逐渐使冠状动脉发生粥样硬化，此时的冠状动脉狭窄使供应心肌的血液减少，称之为冠心病，或称缺血性心脏病。

★高血压的危害三：引起肾脏病

长期高血压可导致肾小动脉硬化。肾功能减退时，可引起夜尿、多尿以及尿中含蛋白、管型、红细胞和尿浓缩功能低下，酚红排泄及尿素廓清障碍，出现氮质血症及尿毒症。

★高血压的危害四：引起猝死

猝死是临床上最为紧急的状态，它表现为忽然发生呼吸、心跳停滞，意识丧失，并常于1小时内死亡。高血压因左心室负荷增加，而致左室肥厚，易患心律失常、冠心病，是猝死的高危因素。冠心病猝死约占全部心血管病猝死的90%。

★高血压的危害五：引发心力衰竭

血压升高会加重心脏负荷，为了适应这个变化，起初心脏会代偿性（备用机能）变得肥厚，这样才能使血液运输到全身。随着病情的加剧，心脏也在不断扩大，渐渐地心脏功能受损，最终导致心力衰竭。

★高血压的危害六：导致视网膜功能减退

长久血压升高会使视网膜动脉发生玻璃样变，最终导致视网膜功能减退。

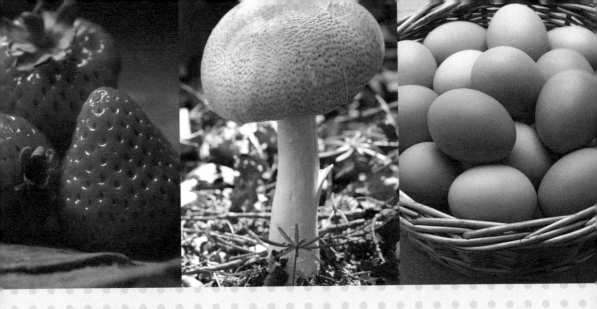

Part 2
吃对食物降血压

我们身边有很多降压的食物，这些食物能帮助高血压患者有效稳定血压，特别是中老年人，更加需要这些降压的食物。对于高血压患者来说，除了要定期服用降压药以及注意个人调节外，在平时生活中还应多吃一些降压食物，多管齐下才能更好地控制血压。为此，本章为高血压患者搜罗了多种降压食物，帮助你吃对食物降血压。

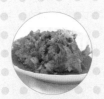 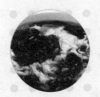 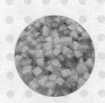 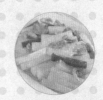

蔬菜 ▶

芹菜

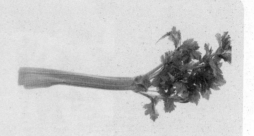

降压功效	芹菜富含蛋白质、碳水化合物、胡萝卜素、B族维生素、钙、磷、铁、钠等营养素，叶茎中还含有芹菜苷、佛手苷内酯和挥发油。这些成分具有降血压、降血脂、防治动脉粥样硬化的功效。
其他功效	芹菜还具有平肝清热、祛风利湿、除烦消肿、凉血止血、解毒宣肺、健胃利血、清肠利便、润肺止咳、健脑镇静等功效。
最佳搭配	▽芹菜+粳米 ▶ 降高血压，缓解水肿 ▽芹菜+山药 ▶ 预防并缓解便秘
禁忌搭配	⊗芹菜+黄瓜 ▶ 降低营养价值 ⊗芹菜+鸡肉 ▶ 损伤元气

 西芹拌核桃仁

● **材料** 芹菜250克，核桃仁50克，胡萝卜1根

■ **调料** 食用油、盐、香油、鸡精各适量

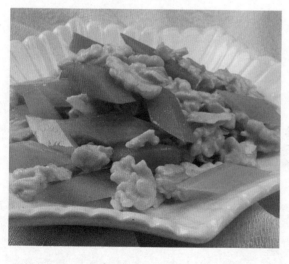

◆ **做法**

① 锅里放入适量清水，滴几滴食用油，上炉烧开。

② 将芹菜洗净切片，胡萝卜洗净切菱形块。分别将芹菜片、核桃仁、胡萝卜放入沸水锅内焯2分钟，捞出沥干，装入一个大碗内。

③ 将盐、香油、鸡精放入一个小碗内，拌匀成味汁。

④ 将调味汁浇在西芹碗内，拌匀即可。

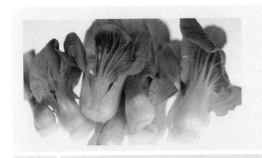

油菜

降压功效	油菜中富含钙、钾，这些成分可使血压平稳，避免高血压对动脉壁造成损害。
其他功效	油菜富含的铁、维生素C和胡萝卜素是人体黏膜及上皮组织维持生长的重要营养来源，对抵御皮肤过度角化大有益处，常吃能促进血液循环、散血消肿。孕妇产后可能会出现瘀血腹痛、肿痛脓疮，吃油菜能起到辅助治疗作用。

最佳搭配	♡油菜+香菇 ▶ 预防癌症 ♡油菜+虾仁 ▶ 补肾壮阳，促进钙吸收
禁忌搭配	⊗油菜+山药 ▶ 影响人体对营养素的吸收 ⊗油菜+南瓜 ▶ 降低油菜本身的营养价值

 # 香菇扒油菜

●**材料**　油菜300克，香菇200克

■**调料**　食用油、盐、鸡精、蚝油、水淀粉、生抽、葱末、蒜末各适量

◆**做法**

① 香菇洗净，剪去根部，斜刀切成抹刀片；油菜择洗干净，从中间切开。

② 锅中放适量水，烧沸，沸水中加一点盐和食用油，将油菜放入沸水中焯断生，取出沥干，过凉水，按盘形码好。

③ 香菇放入沸水中焯2分钟，取出沥干。

④ 起锅加油，油热后，加蒜末、葱末爆香，放入香菇片煸炒1分钟，加入盐、蚝油、生抽、鸡精调味，最后用水淀粉勾芡，浇在油菜上即可。

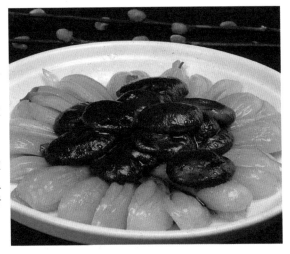

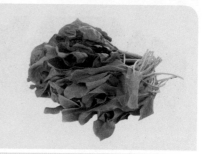

菠菜

降压功效	菠菜富含钙、钾。钙能松弛血管平滑肌，养心安神，稳定血压。
其他功效	菠菜含有镁，镁能降低胆固醇，保护心脏；菠菜中的钾能排除人体内多余的盐分。此外，菠菜中还含有丰富的膳食纤维、维生素C，对降低血脂、保护血管有一定功效。
最佳搭配	▽菠菜+鸭血　▶　养肝保肝，补血生血 ▽菠菜+海带　▶　促进草酸钙溶解排出，防止结石
禁忌搭配	✕菠菜+豆腐　▶　易得结石，影响钙的吸收 ✕菠菜+猪肝　▶　影响铁的吸收

🥣 杏仁菠菜

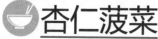

●**材料**　菠菜200克，熟杏仁50克

■**调料**　生抽、盐、白醋、糖、蒜末各适量

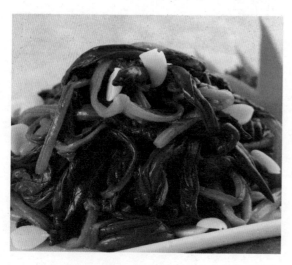

◆**做法**

① 杏仁去皮，用刀背轻轻拍成杏仁碎，装盘备用；菠菜洗净。

② 锅内加适量水，烧沸，将菠菜入锅焯1分钟，过凉水捞起，装盘备用。

③ 将醋、盐、生抽、糖、蒜末收入一个碗内，调匀成汁，浇在菠菜上。

④ 将杏仁碎撒在菠菜盘中，拌匀即可。

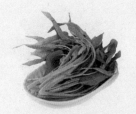

空心菜

降压功效	空心菜中含有丰富的粗纤维，对促进肠道蠕动、通便解毒有一定疗效。此外，它含有的烟酸、维生素C等能降低胆固醇、甘油三酯，具有降脂、减肥的作用，对预防高血压具有重要疗效。
其他功效	空心菜属于碱性食物，含有丰富的钾、氯等能调节水液平衡的元素，常食用空心菜能预防肠道内的菌群失调，对预防癌症有益。
最佳搭配	⊘空心菜+橄榄油　▶　预防衰老 ⊘空心菜+鸡肉　▶　阻止人体对胆固醇的吸收 ⊘空心菜+蛋类　▶　保护眼睛，预防癌症，抗衰老
禁忌搭配	⊗空心菜+酸奶　▶　阻碍人体对钙质的吸收

蒜蓉空心菜

●**材料**　空心菜500克，蒜1头，红尖椒1个

■**调料**　食用油、盐、鸡精各适量

◆**做法**

①空心菜择好，洗净切段；蒜洗净切末；红尖椒洗净切丝。
②锅内放油烧热，将蒜末入锅爆香。
③将空心菜段、辣椒丝入锅，大火翻炒，炒至菜叶断生为止。
④加盐、鸡精调味即可。

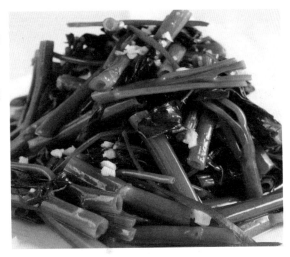

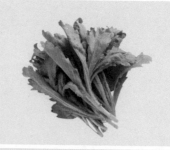

茼蒿

降压功效	茼蒿中含有特殊香味的挥发油，能增进食欲、促进消化，还能降压、补脑。
其他功效	茼蒿含有大量的维生素A、维生素C及铁、钙、多种氨基酸、脂肪和蛋白质等多种营养成分。这些营养成分对养心安神、稳定情绪、润肺补肝、预防记忆力减退有明显的疗效。
最佳搭配	♡茼蒿+鸡肉 ▶ 帮助人体充分吸收维生素A ♡茼蒿+鸡蛋 ▶ 帮助人体充分吸收维生素A
禁忌搭配	✘茼蒿+西红柿 ▶ 容易伤胃

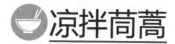 凉拌茼蒿

● **材料** 茼蒿300克，红萝卜半个

■ **调料** 盐、白醋、麻油各适量

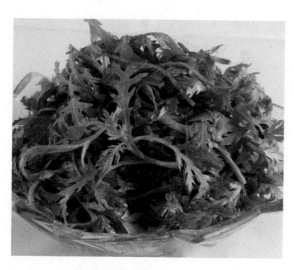

◆ **做法**

①茼蒿洗净，去根。

②红萝卜洗净切丝。

③将茼蒿、红萝卜丝收入一个大碗内，加适量盐、白醋、麻油拌匀即可。

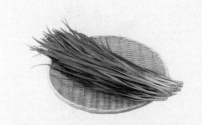

韭菜

降压功效	韭菜含有维生素B$_1$、维生素B$_2$、维生素C、胡萝卜素、碳水化合物、矿物质，常吃能促进肠道蠕动，预防习惯性便秘和肠癌。此外，食用韭菜还可减少人体对胆固醇的吸收，对防治高血压、动脉硬化、冠心病有辅助治疗作用。
其他功效	韭菜还可以用来治疗尿频、遗尿等症；对女人来说，韭菜还可祛斑、减肥。
最佳搭配	♡韭菜+豆腐 ▶ 美颜，补气 ♡韭菜+鸡蛋 ▶ 养胃，补肾
禁忌搭配	⊗韭菜+牛肉 ▶ 两者同食易上火 ⊗韭菜+牛奶 ▶ 阻碍肠道对钙质的吸收

 # 韭菜炒蚕豆

● 材料　韭菜50克，蚕豆250克，红尖椒1个

■ 调料　食用油、盐、鸡精、胡椒粉各适量

◆ 做法

① 蚕豆剥皮，洗净；韭菜洗净切段；红尖椒洗净，切圈。

② 锅内加适量水，烧沸，将蚕豆入沸水中焯至断生。

③ 油锅烧热，油温九成热时下韭菜、蚕豆、红尖椒圈煸炒。

④ 蚕豆颜色变深绿色时，加入适量盐、胡椒粉、鸡精调味即可。

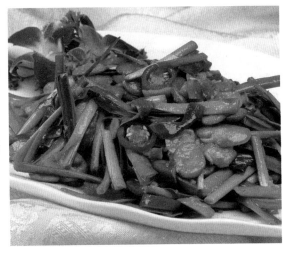

小白菜

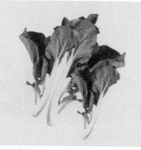

降压功效	小白菜富含维生素、矿物质，能充分满足人体所需，有助于增强机体免疫力。小白菜含有大量粗纤维，能降低人体内胆固醇含量，促使胆酸排出体外，对预防动脉粥样硬化的形成、高血压有一定疗效。
其他功效	常吃小白菜能清肺止咳，缓解口渴、胸闷、心烦、腹胀等症。小白菜能促进皮肤细胞代谢，防止色素沉着、粗糙，起到使皮肤亮洁、延缓衰老的作用。
最佳搭配	⊘小白菜+猪肉　▶　增强体质，有利于儿童成长 ⊘小白菜+鸡蛋　▶　两者同吃能促进人体对维生素的吸收
禁忌搭配	⊗小白菜+黄瓜　▶　降低营养价值

🥣 虾仁小白菜

●**材料**　小白菜200克，虾仁100克

■**调料**　食用油、盐、料酒、淀粉、胡椒粉、葱花、姜末、蒜末、酱油各适量

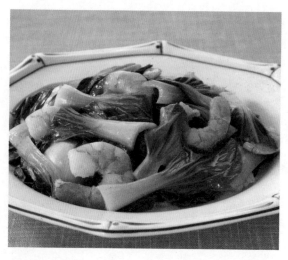

◆**做法**

①小白菜洗净，切段装盘；虾仁用适量料酒、淀粉、胡椒粉拌匀，腌渍一会儿。

②用适量盐、酱油、料酒调成味汁。

③油锅烧热，放入葱花、姜末、蒜末爆香，放入虾仁炒熟，盛出装盘。

④将小白菜入锅翻炒，加入调味汁炒熟，倒入虾仁拌匀装盘即可。

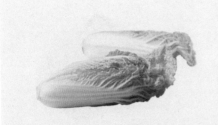

大白菜

降压功效	大白菜中所含的微量元素锌在蔬菜中是屈指可数的，锌不仅能促进幼儿生长发育，提高性功能，最主要的是它能抗癌、抗心血管病、预防糖尿病。
其他功效	大白菜含有丰富的粗纤维，不仅能润肠排毒，而且还能预防肠癌。大白菜中的维生素C含量也很高，对防治坏血病和增强机体免疫力有益。此外，常吃大白菜还能养胃生津、除烦解渴、利尿通便、延缓衰老。
最佳搭配	♡大白菜+虾仁　▶　预防牙龈出血、坏血病、便秘 ♡大白菜+鱼　▶　治疗妊娠水肿
禁忌搭配	✗大白菜+羊肝　▶　破坏人体对维生素的吸收 ✗大白菜+猪肝　▶　易破坏维生素C

 风味大白菜

● **材料**　大白菜250克，胡萝卜半根，青、红柿子椒各1个

■ **调料**　食用油、香油、生抽、醋、鸡精、盐、葱花、蒜末、姜末各适量

◆ **做法**

① 大白菜洗净，顺切条；胡萝卜洗净切丁；青、红柿子椒洗净切丁。
② 油锅烧热，下葱花、蒜末、姜末爆香，将白菜入锅煸炒，盛出装盘。
③ 将胡萝卜丁、青椒丁、红椒丁入锅煸炒，再将白菜入锅，加盐、生抽、醋、鸡精翻炒均匀，淋上香油即可。

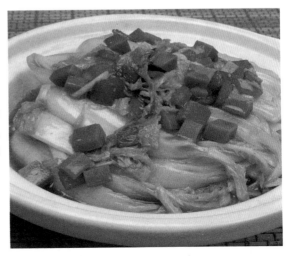

圆白菜

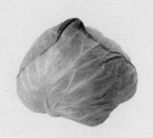

降压功效	圆白菜含有丰富的膳食纤维，能减少人体对脂类的吸收，降低胆固醇，并对改善动脉硬化有一定疗效。此外，圆白菜还含有铬，对血脂、血糖具有调节作用，是糖尿病患者、肥胖患者的理想食物。
其他功效	圆白菜含有丰富的叶酸，对孕妇、贫血患者大有益处。
最佳搭配	♡圆白菜+西红柿　▶　益气生津 ♡圆白菜+木耳　▶　补肾壮骨，健脾通络
禁忌搭配	✖圆白菜+黄瓜　▶　影响人体对维生素C的吸收

🥣 炝炒圆白菜

●**材料**　圆白菜500克，干辣椒2个

■**调料**　食用油、盐、白糖、姜片、蒜片、花椒各适量

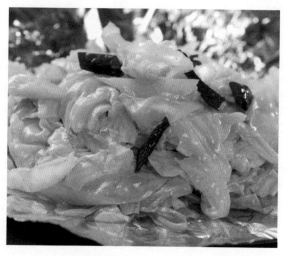

◆**做法**

①圆白菜洗净，撕成大片；干辣椒剪段。

②锅热下油，油可以比平时炒菜多些，油温至七成热时放入花椒、干辣椒爆香。

③加姜片、蒜片爆香，将圆白菜片入锅煸炒断生，加入适量糖、盐调味即可。

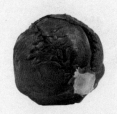

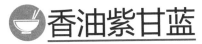

降压功效	紫甘蓝含有的钾能将人体血液中多余的钠排出体外，能降低血压，抵抗钠离子过多导致的血压升高、血管损伤，还能预防中风等高血压病。
其他功效	紫甘蓝富含维生素C、维生素E、维生素B族、花青素甙，常吃能为人体提供充足的抗氧化剂，避免身体受自由基伤害，有增强人体活力的作用。此外，紫甘蓝含有纤维素，能有效增强胃肠功能，促进肠道蠕动，降低胆固醇。
最佳搭配	⊘紫甘蓝+紫菜 ▶ 能促进人体对紫菜中牛磺酸的吸收 ⊘紫甘蓝+木耳 ▶ 补肾壮骨，补脑通络
禁忌搭配	⊗紫甘蓝+苹果 ▶ 影响维生素的吸收

🥣 香油紫甘蓝

● 材料　紫甘蓝300克，熟花生米适量

■ 调料　盐、鸡精、香油各适量

◆ 做法

① 紫甘蓝洗净，切丝。

② 锅内加清水，煮沸，加少许盐，将紫甘蓝丝入锅焯30秒，捞出过凉水，装入大碗中。

③ 加盐、鸡精调味，淋上香油，撒上花生米即可。

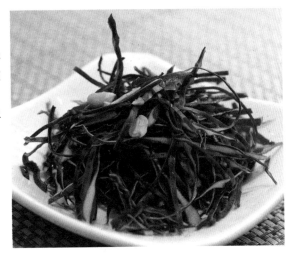

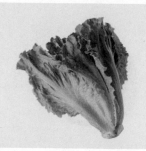

生菜

降压功效	生菜含有丰富的甘露醇等营养成分，具有促进血液循环和利尿的作用。
其他功效	生菜中含有丰富的膳食纤维和维生素C，能消除人体多余脂肪。生菜茎叶中还含有莴笋素，对降低胆固醇、镇痛、催眠等有一定疗效。
最佳搭配	◯生菜+蚝油　▶　降血脂，降血压 ◯生菜+豆腐　▶　排毒养颜
禁忌搭配	✕生菜+醋　▶　降低食物自身的营养价值 ✕生菜+鸭血　▶　易伤脾胃

 ## 白灼生菜

●**材料**　球生菜400克

■**调料**　食用油、生抽、盐、白醋、白糖、料酒各适量

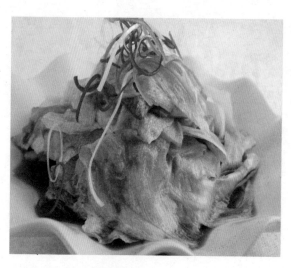

◆**做法**

① 生菜去根，撕大片，洗净。

② 锅内加水烧沸，加盐，将生菜入沸水中焯一下，捞出，装盘。

③ 油锅烧热，放入适量生抽、料酒、白醋、盐、白糖烧开，浇在生菜上即可。

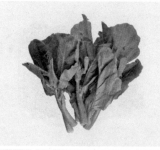

降压功效	芥蓝含有丰富的硫代葡萄糖苷，硫代葡萄糖苷是蔬菜所含营养素中最强有力的抗癌成分。经常食用芥蓝，还能降低胆固醇，软化血管，预防心脏病。
其他功效	芥蓝还含有有机碱，因而带有一点苦味，吃起来能刺激人的味觉神经，增进食欲，促进胃肠蠕动，帮助人体消化吸收。此外，芥蓝中还含有大量的膳食纤维，能防治便秘。
最佳搭配	♡芥蓝+白菜薹　▶　抗癌症 ♡芥蓝+牛肉　▶　温中利气
禁忌搭配	⊗芥蓝+兔肉　▶　易引起中毒 ⊗芥蓝+鸡肉　▶　二者同食会伤元气

 # 芥蓝玉米粒

●**材料**　芥蓝250克，玉米粒100克，红柿子椒1个

■**调料**　食用油、盐、鸡精、蒜末各适量

◆**做法**

① 芥蓝去叶，留梗部，洗净切丁；玉米粒洗净；红柿子椒洗净切丁。

② 锅内加水烧沸，将玉米粒入锅焯至断生，捞出备用。

③ 锅内加适量油，放入蒜末爆香，将芥蓝丁、玉米粒、红柿子椒丁入锅炒熟。

④ 加入适量盐、鸡精调味即可。

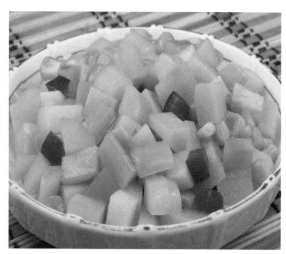

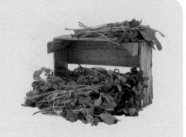

马齿苋

降压功效	马齿苋含大量钾，钾元素能使血管壁扩张，阻止动脉管壁增厚，从而起到降压的作用。
其他功效	马齿苋含有丰富的脂肪酸，能抑制人体内血清胆固醇和甘油三酯酸的生成，防止血小板聚集、血栓形成，对预防心脑血管并发症具有重要作用。
最佳搭配	▽马齿苋+大蒜　▶　消炎杀菌，一凉一热，相得益彰
禁忌搭配	⊗马齿苋+鳖甲　▶　易中毒

马齿苋面包圈

● **材料**　马齿苋500克，瘦肉丝100克，西葫芦半个，面包圈适量

■ **调料**　食用油、酱油、盐、醋、淀粉、白糖、姜末、葱白末、胡椒粉、鸡精、香油各适量

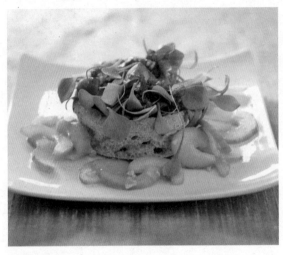

◆ **做法**

① 马齿苋去根洗净；肉丝用适量盐、酱油、淀粉上浆，西葫芦竖向剖开，切片。

② 锅内加水烧沸，将马齿苋入锅焯一下，过凉水切小段，放入盘中；西葫芦片焯水过凉，备用。

③ 将面包圈摆入盘中，西葫芦摆放四周装饰。

④ 油锅烧热，将上浆的肉丝入锅快炒熟，倒入马齿苋盘中。

⑤ 调入适量盐、醋、香油、白糖、姜末、葱白末、胡椒粉、鸡精拌匀，倒在面包圈上即可。

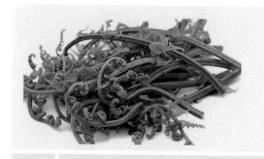

蕨菜

降压功效	蕨菜含有丰富的胡萝卜素、维生素B、维生素C、蛋白质、粗纤维等营养成分。蕨菜含有的某些有效成分具有扩张血管、降低血压的作用。
其他功效	蕨菜中的纤维素能有效促进肠道蠕动，减少肠胃对脂肪的吸收。此外，蕨菜还具有抑制细菌、清热解毒的功效。

最佳搭配	▽ 蕨菜+鸡蛋 ▶ 健脾理气 ▽ 蕨菜+腊肉 ▶ 减肥，补充营养

禁忌搭配	✕ 蕨菜+毛豆 ▶ 影响人体对营养素的吸收 ✕ 蕨菜+大米 ▶ 降低人体对维生素B₁的消化吸收

 # 水豆豉拌蕨菜

● **材料**　蕨菜500克，水豆豉50克

■ **调料**　盐、鸡精、香油、陈醋、红油、葱花各适量

◆ **做法**

① 蕨菜去叶、根，留茎部，洗净切段。
② 锅内加水烧沸，将蕨菜梗入锅焯1分钟左右，捞出过凉水，装入大碗内备用。
③ 加入葱花，然后加入适量水豆豉、盐、鸡精、陈醋、香油、红油拌匀即可。

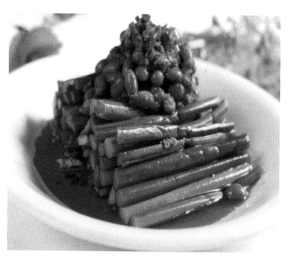

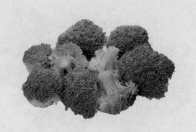

西蓝花

降压功效	西蓝花是蔬菜中含有类黄酮比较多的食物之一。类黄酮是一种较好的血管清理剂，能有效阻止胆固醇氧化，有效改善高血压患者的动脉粥样硬化，对预防中风、冠心病等高血压并发症具有显著疗效。
其他功效	西蓝花含有丰富的维生素C，常吃能增强人体的免疫功能，帮助肝脏排毒。
最佳搭配	♡ 西蓝花+牛肉 ▶ 补血，促进人体对维生素B_{12}的吸收 ♡ 西蓝花+大蒜 ▶ 有益心脏
禁忌搭配	✗ 西蓝花+牛奶 ▶ 影响人体对钙质的吸收

 # 上汤西蓝花

● **材料**　西蓝花300克，皮蛋1个，红心萝卜半个，香菇2个

■ **调料**　食用油、盐、鸡精、水淀粉、午餐肉丁、蒜末、姜末各适量

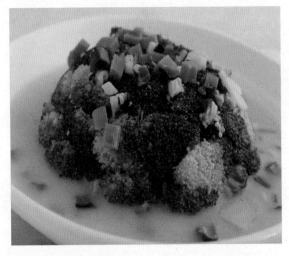

◆ **做法**

① 西蓝花洗净，去根部，掰小朵；皮蛋去壳洗净，切丁；香菇洗净切丁；红心萝卜洗净切丁。

② 锅内加油烧热，油温达七成热时，入蒜末、姜末爆香，将西蓝花、香菇丁入锅煸炒5分钟，加适量开水，盖上锅盖加热。

③ 西蓝花快熟时，加适量盐、鸡精、皮蛋丁、午餐肉丁、红心萝卜丁烧开，用水淀粉勾芡即可。

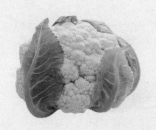

菜花

降压功效	菜花含有大量的类黄酮，不仅能防治感染，还是最好的血管清洁剂。这种类黄酮能有效阻止胆固醇氧化，防止血小板凝结成块，从而减少患心脏病与中风的危险几率。常吃菜花还能增强血管壁的弹性，使其不容易破裂。
其他功效	菜花含有丰富的维生素C，不仅能促进人的生长发育，而且还能提高人体免疫力，帮助肝脏排毒。此外，菜花还含有丰富的维生素K，可以帮助人体及时补充维生素K。
最佳搭配	▽菜花+牛肉 ▶ 帮助人体吸收维生素B$_{12}$ ▽菜花+猪肉 ▶ 提高人体对蛋白质的吸收
禁忌搭配	✖菜花+黄瓜 ▶ 破坏维生素C ✖菜花+猪肝 ▶ 降低人体对微量元素如铁、铜、锌的吸收

 鲜菇烩菜花

●材料　香菇100克，菜花200克，茼蒿50克

■调料　食用油、盐、鸡精、淀粉各适量

◆做法

① 菜花洗净，掰成小朵，入沸水中焯一下；香菇洗净，切小块；茼蒿去根，洗净。
② 油锅烧热，油温七成热时，放入香菇块、菜花煸炒，然后加入30毫升水，调入适量盐、鸡精，烧沸。
③ 放入茼蒿炒熟，用淀粉勾芡即可。

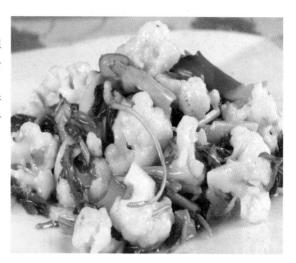

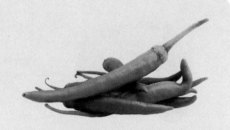

辣椒

降压功效	辣椒富含辣椒素、辣椒红素，具有抗氧化作用。辣椒素还能降低血小板黏性，保护心血管的健康。辣椒含有的维生素C能降低胆固醇，有效预防心脏病、冠状动脉粥样硬化。此外，其含有的膳食纤维有降血脂、降压的作用。
其他功效	辣椒能消除疲劳，促进人体对维生素P的吸收。
最佳搭配	♡辣椒+豆腐干 ▶ 益智，美容 ♡辣椒+小虾 ▶ 开胃消食，提高人体免疫力
禁忌搭配	✕辣椒+南瓜 ▶ 破坏辣椒中的维生素C ✕辣椒+黄瓜 ▶ 二者同食会破坏维生素C

 # 杭椒牛柳

●**材料** 青、红杭椒各100克，牛里脊肉200克

■**调料** 食用油、鸡精、盐、蚝油、酱油、料酒、白糖各适量

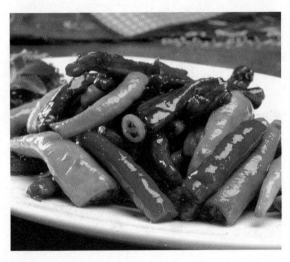

◆ **做法**

① 青、红杭椒洗净，切两段；牛里脊洗净切丝，用适量鸡精、酱油、料酒、盐腌渍10分钟。

② 锅内加油烧热，将牛肉丝入锅炒至七分熟捞起。

③ 锅内留底油，将青、红杭椒段炒出香味，倒入牛肉丝煸炒。

④ 加入适量盐、鸡精、白糖、酱油、蚝油调味，最后用淀粉勾芡即可。

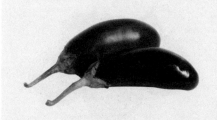

茄子

降压功效	茄子含有大量维生素P，维生素P能增强人体细胞间的黏着力，使毛细血管的弹性增强，减低毛细血管的脆性和渗透性，防止微血管破裂出血，从而维护心血管的正常功能。茄子含有的皂草苷还能改善血液流动，防止血栓形成。
其他功效	茄子所含的维生素E能有效防止出血和抗衰老。此外，常吃茄子还能稳定胆固醇的含量。
最佳搭配	♡茄子+苦瓜 ▶ 明目，延缓衰老，平稳血压 ♡茄子+菠菜 ▶ 加快血液循环，预防癌症
禁忌搭配	✗茄子+螃蟹 ▶ 伤肠胃 ✗茄子+墨鱼 ▶ 容易引起霍乱（肠道传染病）

🍲 地三鲜

●**材料** 茄子100克，红辣椒1个，青辣椒3个，土豆150克

■**调料** 食用油、盐、白糖、鸡精、姜片、蒜末、水淀粉各适量

◆**做法**

① 土豆去皮洗净，切滚刀块；青、红辣椒洗净，切片；茄子洗净，切滚刀块。

② 锅内加油烧热，油要多些，分别将茄块、土豆块入锅炸至金黄色后捞起，控油。

③ 锅内留少量底油，将姜片入锅爆香，然后倒入青、红辣椒片煸炒片刻，放入炸过的茄块、土豆块煸炒，加适量盐、白糖、鸡精炒匀，出锅前放入蒜末拌匀，用水淀粉勾芡即可。

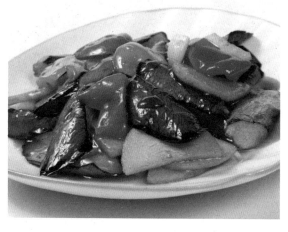

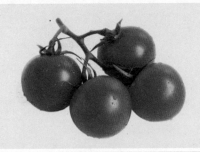

西红柿

降压功效	西红柿含有的西红柿红素是一种脂溶性生物类黄酮，具有很强的抗氧化作用，能消除自由基，预防低密度蛋白受到氧化，降低血液中胆固醇的浓度，防治心血管病。
其他功效	生吃西红柿还能补充维生素C，健胃消食。西红柿含有的有机酸能软化血管，促进人体对钙、铁的吸收，收敛肠道黏膜。
最佳搭配	⊘ 西红柿+鸡蛋 ▶ 预防癌症 ⊘ 西红柿+芹菜 ▶ 降血压，降血脂，健胃消食
禁忌搭配	⊗ 西红柿+黄瓜 ▶ 破坏西红柿中的维生素C ⊗ 西红柿+皮皮虾 ▶ 产生砒霜会导致中毒

 # 西红柿烩豆腐

●**材料** 西红柿1个，老豆腐1块，五花肉100克

■**调料** 食用油、盐、鸡精、葱花、姜片、白糖、八角、水淀粉各适量

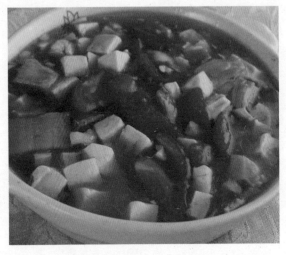

◆ **做法**

① 西红柿洗净，切块；老豆腐洗净，切小块；五花肉洗净，切片。

② 油锅烧热，将葱花、姜片、八角入锅爆香，然后放入五花肉片、西红柿块煸炒至软。

③ 放入豆腐块，加水没过豆腐，然后调入适量盐、鸡精、白糖烧开，大火收汤，用水淀粉勾芡即可。

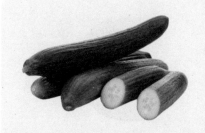

黄瓜

降压功效	黄瓜含有的丙醇二酸能抑制糖类物质转变为脂肪，高血压患者常吃黄瓜能稳定体重，对降压有益。黄瓜还含有丰富的维生素P，对保护心血管、降低血压有一定积极作用。
其他功效	黄瓜含有丰富的膳食纤维，能促进肠道内毒素的排出，对治疗便秘有辅助作用，从而防治由便秘引发的高血压。黄瓜还有利尿的功效，对降血压有一定辅助疗效。
最佳搭配	♡黄瓜+大蒜　▶　美容，减肥 ♡黄瓜+蜂蜜　▶　润肠，通便
禁忌搭配	⊗黄瓜+小白菜　▶　破坏维生素C ⊗黄瓜+菠菜　▶　破坏维生素C

蒜蓉粉丝蒸黄瓜

●**材料**　黄瓜400克，粉丝200克，大蒜1头

■**调料**　食用油、香油、盐、鸡精、姜末、红辣椒末各适量

◆**做法**

① 黄瓜洗净，去皮、瓤，切段，用盐腌渍5分钟；粉丝用温水泡发；大蒜捣成蒜蓉。

② 锅内加油，烧热；将蒜蓉用温油略微炸一下，然后加盐、鸡精、姜末、红辣椒末拌匀成蒜蓉汁备用。

③ 将黄瓜按盘的形状摆好，粉丝撒在上面，再放入蒜蓉汁。

④ 放入蒸锅蒸2分钟，淋上香油即可。

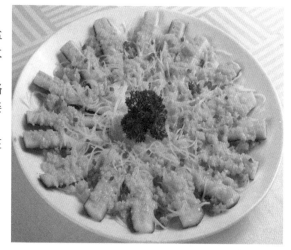

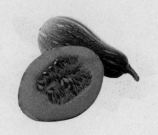

南瓜

降压功效	南瓜含有的高钙、高钾、低钠等矿物质元素有利于预防骨质疏松和高血压病。
其他功效	南瓜含有丰富的蛋白质、维生素B、维生素C、钙、磷等营养成分，其中的胡萝卜素和维生素C具有健脾、预防胃炎、护肝保肝的功效。此外，南瓜含有的果胶能有效消除体内细菌以及汞、铅等重金属的毒害。
最佳搭配	▽南瓜+莲子　▶　通便排毒 ▽南瓜+猪肉　▶　预防糖尿病
禁忌搭配	✕南瓜+醋　▶　容易破坏南瓜的营养成分 ✕南瓜+螃蟹　▶　容易中毒

🥣 松子葱油爆南瓜

● **材料**　南瓜400克，松仁100克，香葱50克

■ **调料**　食用油、盐、鸡精、白醋各适量

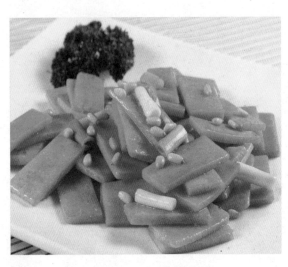

◆ **做法**

① 香葱洗净，切段；南瓜去皮、瓤，洗净，切薄片，并放入清水中浸泡片刻。

② 锅内加适量油，将葱段入锅煸炒至出香味，倒入南瓜片、松仁。

③ 加适量白醋急火快炒，放入适量盐、鸡精调味，翻炒几下即可。

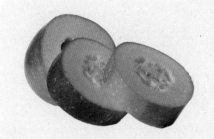
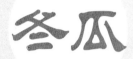

降压功效	冬瓜含有丰富的矿物质，其中，钾盐含量高，钠盐含量低，所以很适合高血压患者、肾病患者食用。冬瓜中含有丰富的丙醇二酸，能有效防止体内脂肪堆积，对防治动脉硬化、高血压有很好的疗效。
其他功效	冬瓜还含有丰富的膳食纤维，能有效改善血糖，降低血脂，从而起到减肥的作用。
最佳搭配	♡冬瓜+鸡肉 ▶ 清热消肿 ♡冬瓜+海带 ▶ 降血脂，降血压
禁忌搭配	✗冬瓜+鲤鱼 ▶ 增加尿量 ✗冬瓜+醋 ▶ 降低自身的营养价值

 # 什锦冬瓜

●**材料**　冬瓜200克，猪肉250克，胡萝卜半根，腐竹50克，木耳50克

■**调料**　食用油、盐、生抽、鸡精、料酒、胡椒粉、蒜末各适量

◆**做法**

① 冬瓜去皮，去籽，洗净切薄片；猪肉洗净切薄片；胡萝卜洗净切薄片；腐竹用温水泡好，洗净切段；木耳用温水泡开，洗净，撕小片。

② 油锅烧热，放蒜末爆香，将肉片入锅炒熟盛出。

③ 锅内留底油，放入冬瓜片、胡萝卜片、木耳片、腐竹段煸炒断生，然后倒入肉片煸炒。

④ 加入适量生抽、盐、鸡精、料酒、胡椒粉调味，炒匀即可。

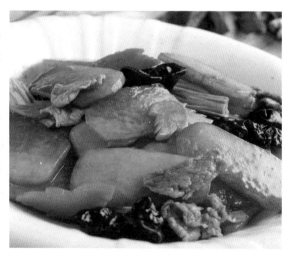

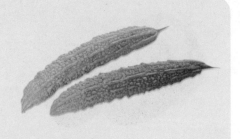

苦瓜

降压功效	苦瓜含有丰富的维生素B$_1$，长期食用能使人保持精力旺盛。此外，苦瓜还是一种治疗青春痘的食物。苦瓜含有的钾能保护心肌细胞，起到有效降血压的作用。
其他功效	苦瓜含有大量维生素C，具有预防坏血病、保护细胞膜、防止动脉粥样硬化、保护心脏的作用。
最佳搭配	◯苦瓜+青椒 ▶ 延缓衰老 ◯苦瓜+洋葱 ▶ 提高人体的免疫力
禁忌搭配	✕苦瓜+山竹 ▶ 易引起身体不适 ✕苦瓜+猪小排 ▶ 形成草酸钙，阻碍人体对钙的吸收

 # 木耳山药炒苦瓜

● **材料** 山药1根，苦瓜1根，木耳50克，红柿子椒1个

■ **调料** 食用油、盐、鸡精、水淀粉、蒜末、姜末各适量

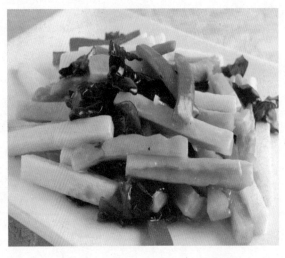

◆ **做法**

① 苦瓜去瓤，洗净切条，用清水浸泡后捞出，沥干；山药去皮，洗净切条，用盐水浸泡后捞出，沥干；木耳用水泡开，去蒂，撕小片；红柿子椒洗净去籽，切条。

② 油锅烧热，油温达六成热时，放入山药条，当山药条表面略有收缩时捞起控油；同样办法将苦瓜过油。

③ 锅内留底油，放入蒜末、姜末爆香，倒入山药条、苦瓜条、木耳、红柿子椒条翻炒。

④ 加入适量盐、鸡精调味，用水淀粉勾芡即可。

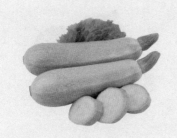

西葫芦

降压功效	西葫芦的热量比较高，含有丰富的蛋白质、磷、铁，对治疗高血压、痛风病具有重要功效。
其他功效	西葫芦含有丰富的水分，具有润泽肌肤的功效。西葫芦还含有一种诱生剂，这种成分能刺激机体产生干扰素，从而提高人体免疫力，起到抗癌的作用。此外，西葫芦还有清热利尿、润肺止咳、消肿散结的功效。
最佳搭配	♡西葫芦+豆腐　▶　减肥，美容 ♡西葫芦+海米　▶　提高人体免疫力
禁忌搭配	⊗西葫芦+芦笋　▶　容易加重脾胃虚寒 ⊗西葫芦+西红柿　▶　西红柿中的维生素容易被西葫芦中的分解酶破坏

 西葫芦炒胡萝卜

● 材料　西葫芦400克，胡萝卜1根

■ 调料　食用油、盐、蒜末、姜末、鸡精、生抽各适量

◆ 做法

① 西葫芦去瓤，洗净切条；胡萝卜洗净切条。

② 油锅烧热，放入蒜末、姜末爆香，加入西葫芦条、胡萝卜条爆炒5分钟。

③ 加入适量盐、鸡精、生抽翻炒2分钟即可。

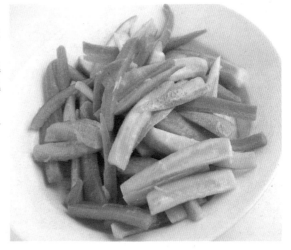

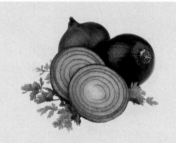

洋葱

降压功效	洋葱是唯一含有前列腺素A的蔬菜，这种前列腺素能扩张血管，降低血液的黏稠度，对降血压、预防血栓形成具有一定积极治疗作用。此外，洋葱还具有平肝、润肠、刺激食欲、促进消化的功能。
其他功效	洋葱的茎叶内含有硫化丙烯，这是一种油脂性挥发物，具有防御流感病毒、杀菌的作用。
最佳搭配	▽洋葱+大蒜 ▶ 预防癌症，抗菌消炎 ▽洋葱+鸡蛋 ▶ 提高人体的免疫力
禁忌搭配	⊗洋葱+虾 ▶ 易形成草酸钙而产生结石 ⊗洋葱+蜂蜜 ▶ 伤害眼睛，重者会失明

 洋葱黑木耳

●材料　洋葱1个，黑木耳200克，红尖椒1个

■调料　生抽、香油、盐、醋、白糖、葱花、姜末、蒜末、香菜段各适量

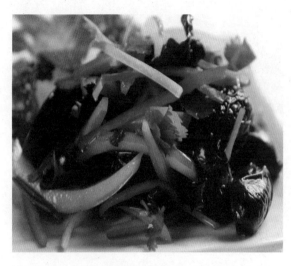

◆做法

①洋葱洗净切丝；黑木耳用水泡发洗净，撕成小片；红尖椒洗净切丝。

②锅内加水烧沸，先将黑木耳片入锅焯熟。

③将黑木耳片、洋葱丝、辣椒丝、香菜段、葱花、蒜末、姜末收入一个大碗内。

④调入适量盐、醋、生抽、香油、白糖拌匀即可。

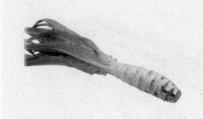
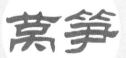

降压功效	莴笋含有丰富的钾，可帮助人体保持水盐代谢的平衡，起到降血压、利尿、强心的作用。
其他功效	莴笋还含有大量的维生素B₃，这种成分能改善体内糖的代谢功能。此外，莴笋还含有少量碘元素，它对人体的基础代谢、心智、体格发育，甚至是情绪调节都有益处。经常食用莴笋还能起到镇静安神、提高睡眠质量的作用。
最佳搭配	♡ 莴笋+芸豆 ▶ 补钙 ♡ 莴笋+蒜苗 ▶ 防治高血压
禁忌搭配	⊗ 莴笋+奶酪 ▶ 易导致消化不良 ⊗ 莴笋+蜂蜜 ▶ 不利肠胃，易导致腹泻

百合板栗炒莴笋

● **材料** 莴笋300克，熟板栗200克，红柿子椒1个，百合20克

■ **调料** 食用油、盐、鸡精、白糖、淀粉、姜末、蒜末各适量

◆ **做法**

① 莴笋削皮，洗净切小块；熟板栗洗净去皮，掰两半；红柿子椒洗净切片；百合洗净掰瓣。

② 油锅烧热，放入姜末、蒜末爆香，将莴笋块、板栗、辣椒片入锅，翻炒变色。

③ 放入百合，调入适量盐、鸡精、白糖炒熟，勾芡即可。

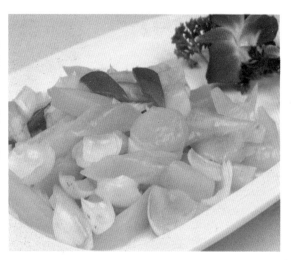

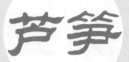
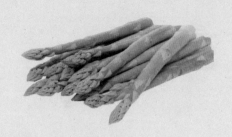

降压功效	芦笋富含硒、钼等矿物质及维生素A、维生素C，能有效保护心血管，常吃能预防心脏病、高血压、心率过快等疾病。由于芦笋是低糖、低脂肪、高纤维素、高维生素的食物，因此对降压、降脂有显著防治作用。
其他功效	芦笋含有丰富的膳食纤维，能刺激食欲，促进人体对食物的消化吸收。
最佳搭配	▽芦笋+猪肉 ▶ 有利于人体对维生素B$_{12}$的吸收 ▽芦笋+百合 ▶ 抗癌症
禁忌搭配	✗芦笋+西葫芦 ▶ 易加重脾胃虚寒

 # 芦笋百合滑虾仁

●**材料** 芦笋100克，熟虾仁400克，百合30克，胡萝卜半根

■**调料** 食用油、盐、糖、姜末、料酒、淀粉各适量

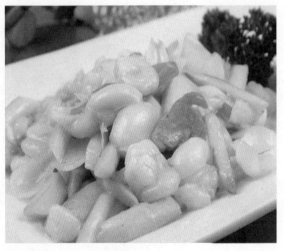

◆**做法**

① 芦笋去皮，洗净切条；虾仁洗净，用盐、料酒腌渍10分钟；百合洗净掰开；胡萝卜洗净切片。

② 油锅烧热，将虾仁入锅煸炒，盛出备用。

③ 锅内留底油，加入姜末爆香，将芦笋条、胡萝卜片入锅炒熟，再倒入虾仁翻炒片刻。

④ 放入百合，调入适量盐、糖炒熟，勾薄芡即可。

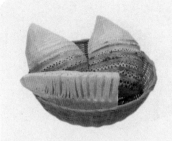

竹笋

降压 功效	竹笋富含蛋白质、多种维生素、氨基酸、脂肪、胡萝卜素，还具有低脂肪、低糖和多纤维的特点，对治疗高血压、高血脂、高血糖症具有显著功效。

其他 功效	常吃竹笋能促进肠道蠕动，促进消化吸收，预防肠癌。竹笋特有的香味能刺激人的食欲，可用于治疗消化不良。

最佳 搭配	♡竹笋+鲍鱼　▶　促进营养吸收 ♡竹笋+木耳　▶　清热泻火

禁忌 搭配	⊗竹笋+羊肝　▶　容易引起中毒 ⊗竹笋+猪小排　▶　影响人体对钙的吸收

 鸡汁木耳脆笋

● **材料**　竹笋300克，黑木耳50克，枸杞子适量

■ **调料**　食用油、盐、鸡精、蚝油、老抽、高汤各适量

◆ **做法**

① 竹笋去硬壳，洗净，切片；黑木耳用水泡发，去蒂，撕小片，枸杞子洗净，备用。
② 油锅烧热，将竹笋片、黑木耳片入锅煸炒。
③ 加少许老抽、蚝油，高汤，翻炒均匀。
④ 大火收汤汁，加少许鸡精、盐调味，撒入枸杞子即可。

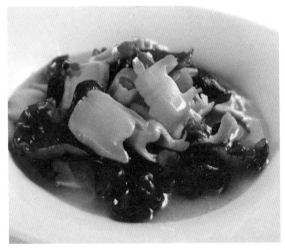

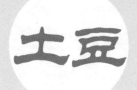

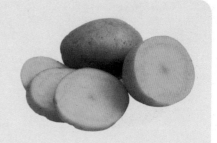

降压功效	土豆能为人体提供大量的具有保护作用的黏液蛋白，这种蛋白对预防心血管系统的脂肪沉积、保持血管弹性、预防动脉粥样硬化有明显的功效。
其他功效	土豆富含维生素、矿物质，能为人体提供充足的热能。其所含的膳食纤维能帮助机体将毒素排出体外，有效预防肠道疾病的发生。土豆属于碱性蔬菜，能中和人体内代谢后产生的酸性物质，常吃土豆有美容、延缓衰老的作用。
最佳搭配	▽ 土豆+豆角　▶　防治急性肠胃炎导致的呕吐、腹泻 ▽ 土豆+牛肉　▶　保护胃黏膜
禁忌搭配	⊗ 土豆+西红柿　▶　容易导致食欲不佳，消化不良 ⊗ 土豆+石榴　▶　容易中毒

 # 孜然小土豆

● **材料**　小土豆500克

■ **调料**　食用油、盐、鸡精、白芝麻、孜然粉、粗孜然、葱花各适量

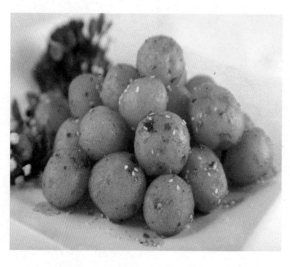

◆ **做法**

① 小土豆不用去皮，洗净，放入锅中煮熟，直到能扎透，捞起沥水备用。

② 油锅烧热，将小土豆放入锅内，煎到土豆表面变金黄色且起褶皱时，放入适量盐、鸡精、孜然粉，使小土豆完全沾上调料。

③ 翻炒2分钟后，撒上白芝麻、葱花和粗孜然即可。

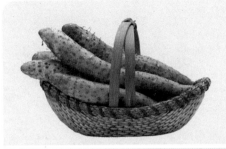

山药

降压功效	山药含有丰富的淀粉、多种微量元素、胡萝卜素等营养成分，它的新鲜块茎中还含有丰富的多糖蛋白成分的黏液质、消化酶等，这些成分能有效预防心血管脂肪的沉积，促进肠胃的消化、吸收。
其他功效	山药还具有健脾益胃、降低血糖的作用。
最佳搭配	◯山药+鸭肉　▶　补阴养肺 ◯山药+枣　▶　健脾利胃
禁忌搭配	✖山药+鱼　▶　易引起腹痛、恶心、呕吐等症状 ✖山药+猪肝　▶　降低营养价值

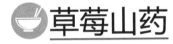 草莓山药

● 材料　山药1根

■ 调料　草莓酱、凉白开适量

◆ 做法

①山药去皮洗净，切片，码盘。
②将山药放入蒸锅中蒸熟。
③将草莓酱加适量凉白开打散，浇到山药片上即可。

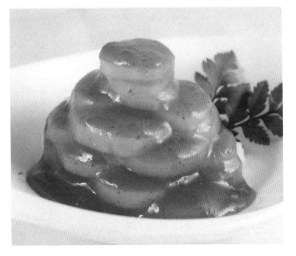

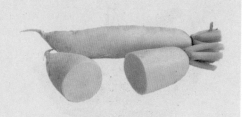

白萝卜

降压功效	白萝卜富含维生素C和锌，常吃能提高人体免疫功能。此外，白萝卜还可降血脂、稳定血压、软化血管，预防动脉硬化、冠心病、胆结石等疾病。
其他功效	白萝卜还含有一种芥子油，能有效促进胃肠蠕动，刺激食欲。其根部含有的淀粉酶和消化酵素能分解食物中的脂肪和淀粉，促进人体对食物的消化、吸收。另外，白萝卜还具有清热降火、清除肺胃积热的作用。
最佳搭配	◎白萝卜+腐竹 ▶ 有利于消化 ◎白萝卜+紫菜 ▶ 清肺热，治咳嗽
禁忌搭配	✖白萝卜+丝瓜 ▶ 伤元气 ✖白萝卜+木耳 ▶ 引发皮炎

🍲 酱汁卤萝卜

● **材料** 白萝卜1根，鸡蛋1个，胡萝卜半根，青豆10克

■ **调料** 盐、酱油、鸡精、八角、淀粉、花椒各适量

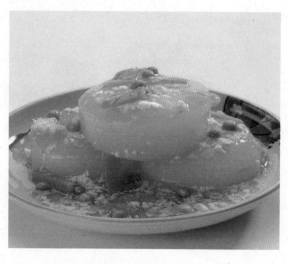

◆ **做法**

① 白萝卜洗净切圆片，放入沸水中焯至断生，捞出；鸡蛋打入碗里，搅拌均匀；青豆洗净备用；胡萝卜洗净，切薄片。

② 油锅烧热，放入八角、花椒爆香，将八角、花椒捞出倒掉，然后放入适量盐、鸡精、酱油、少许水烧开，再放入鸡蛋液烧开，用淀粉勾芡，做成卤汁盛出。

③ 锅内加少许水，放入白萝卜片、青豆、胡萝卜片、卤汁，用大火煮开后改小火卤熟即可。

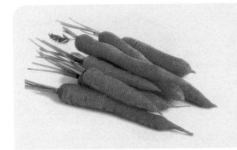

胡萝卜

降压功效	胡萝卜含有琥珀酸钾，有助于防治血管硬化，降低胆固醇，防治高血压。
其他功效	胡萝卜含有丰富的胡萝卜素，进入人体后能转变成维生素A，起到补肝明目的作用。此外，胡萝卜素还具有造血功能，能及时补充人体所需的血液，改善贫血症。
最佳搭配	♡ 胡萝卜+大米 ▶ 改善胃肠功能 ♡ 胡萝卜+卷心菜 ▶ 抑制癌细胞的产生
禁忌搭配	⊗ 胡萝卜+白萝卜 ▶ 降低萝卜的营养价值 ⊗ 胡萝卜+醋 ▶ 破坏胡萝卜素

荷兰豆山药炒胡萝卜

● 材料　荷兰豆200克，胡萝卜1根，山药100克

■ 调料　食用油、盐、鸡精、葱花、蒜末各适量

◆ 做法

① 荷兰豆去丝，洗净；胡萝卜洗净切片；山药去皮，洗净切片。

② 锅内加水烧沸，分别将荷兰豆、胡萝卜片、山药片入锅焯至断生。

③ 油锅烧热，放入葱花、蒜末爆香，然后将荷兰豆、胡萝卜片、山药片入锅煸炒。

④ 加入适量盐、鸡精调味，炒匀即可。

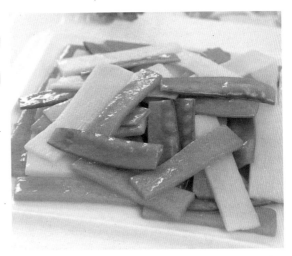

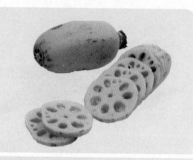

莲藕

降压功效	莲藕中含有丰富的黏液蛋白和膳食纤维，能减少人体对脂类的吸收，降低胆固醇和血糖值，具有预防糖尿病和高血压的作用。
其他功效	莲藕含有丰富的维生素和微量元素，其中含有大量的维生素K，对收缩血管和止血有着重要作用。莲藕所含的维生素C和蛋白质能结合各种细胞，促进骨胶原的生成，从而起到强健胃黏膜的作用。
最佳搭配	▽莲藕+猪肉　▶　健胃壮体 ▽莲藕+虾米　▶　养血补血
禁忌搭配	⊗莲藕+白萝卜　▶　生食寒性较大 ⊗莲藕+莴笋　▶　破坏营养元素

 ## 桂花糖藕

●**材料**　莲藕500克，糯米100克，桂花酱20克

■**调料**　白砂糖、淀粉各适量

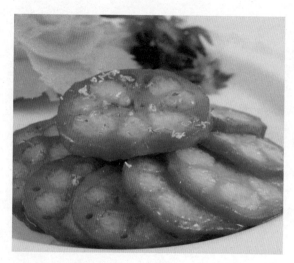

◆**做法**

① 莲藕洗净，切开一端，顶部做盖子用。

② 糯米洗净，沥干，灌入莲藕孔内，塞九分满即可。

③ 将塞好糯米的藕放入锅内，加入适量桂花酱、白砂糖，再加清水没过莲藕，大火烧开后，转小火煮约1小时。

④ 将煮熟的莲藕放凉，切片放入盘中，浇上用淀粉勾芡的汤汁即可。

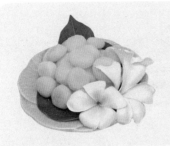

降压功效	马蹄中含有一种不耐高温的抗菌成分，即马蹄英。这种抗菌成分对大肠杆菌、葡萄球菌和绿脓杆菌具有抑制作用，同时对降低血压也能起到一定效果。
其他功效	马蹄中含有丰富的磷，能促进人体生长发育。带皮吃马蹄不仅能对牙齿骨骼的发育起到重要作用，同时还能促进人体内脂肪、蛋白质和糖类三大物质的代谢，从而使人体酸碱均衡。
最佳搭配	▽ 马蹄+木耳　▶　补气健身 ▽ 马蹄+香菇　▶　益胃助食
禁忌搭配	无禁忌

冰镇蜜汁马蹄

● **材料**　马蹄500克

■ **调料**　白糖50克，冰块适量

◆ **做法**

① 马蹄去皮，洗净。

② 锅烧热，加少许水，放入白糖溶化，然后改文火将白糖熬至水泡变小花。

③ 放入马蹄，焖2分钟，然后捞出装盘，将汤汁浇在马蹄上。

④ 将浇汁的马蹄放入冰箱冰镇20分钟，吃时捞出沥干水，拌入冰块即可。

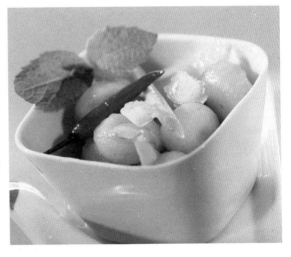

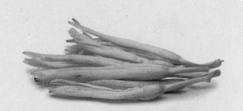

黄花菜

降压功效	黄花菜对降低血清胆固醇的含量效果很明显，常吃黄花菜对高血压患者的康复十分有利。
其他功效	黄花菜富含卵磷脂，这种物质能增强、改善大脑功能，同时还能清除动脉内的沉积物，改善记忆力，治疗脑动脉阻塞。黄花菜还含有大量的粗纤维，能促进大便排泄，因此也能起到防治肠癌的作用。
最佳搭配	♡黄花菜+猪脖颈肉　▶　利尿通乳，生津止渴 ♡黄花菜+黑木耳　▶　促进人体对营养成分的吸收
禁忌搭配	✘黄花菜+驴肉　▶　导致心痛，重者致命

 红油黄花菜

●**材料**　干黄花菜100克，红柿子椒1个

■**调料**　麻油、红油、盐、酱油、蒜末、香葱段、香菜段各适量

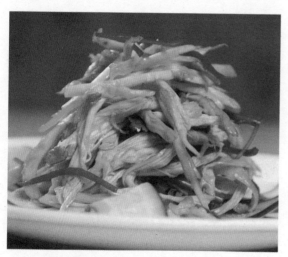

◆**做法**

①黄花菜去掉硬根，用温水泡5分钟，再用清水洗净；红柿子椒洗净切丝。

②锅内加水烧沸，将黄花菜入锅焯2分钟，捞起沥干，装入碗内。

③加入辣椒丝、蒜末、香菜段、香葱段，调入适量盐、麻油、红油、酱油搅拌均匀即可。

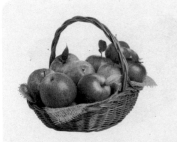

水果

苹果

降压功效	苹果含有大量的钾元素，能促使钠排出体外。常吃苹果，能将体内多余的盐排出，降低血压。苹果富含维生素C，有保护心血管的作用，其含有的铬、胶质还能稳定血糖。此外，苹果还含有大量的膳食纤维，能有效降低胆固醇。
其他功效	苹果富含果糖、蛋白质、葡萄糖、维生素、磷、锌等营养成分。多吃苹果，能有效改善人体的呼吸系统和肺功能。苹果独特的香味能缓解不良情绪，提神醒脑。此外，苹果所含的果胶、纤维素还具有吸收细菌和毒素的作用。
最佳搭配	▽ 苹果+香蕉　▶　防止铅中毒 ▽ 苹果+绿茶　▶　预防癌症，抗老化
禁忌搭配	✖ 苹果+紫甘蓝　▶　影响人体对维生素的吸收 ✖ 苹果+沙丁鱼　▶　易导致身体不适

 苹果沙拉

● **材料**　苹果1个，火龙果1个，西瓜1牙，小西红柿10个

■ **调料**　沙拉酱适量

◆ **做法**

① 苹果去皮，洗净切块；火龙果去皮，洗净切块；小西红柿洗净；西瓜去皮，去籽，洗净切块。

② 将苹果块、火龙果块、小西红柿、西瓜块放入一个大碗内。

③ 加入适量沙拉酱拌匀即可。

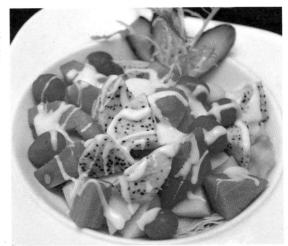

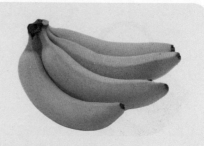

香蕉

降压功效	香蕉含有丰富的钾，钾能抑制人体的钠。常吃香蕉能降低血压，预防心血管疾病和高血压病。此外，香蕉的果柄能降低胆固醇，起到预防冠心病的作用。
其他功效	香蕉含有大量果胶，能促进人体对食物的吸收，调整肠胃机能。香蕉还含有蛋白质，能缓解紧张情绪，安抚神经，有助于睡眠。此外，香蕉还含有一种能预防胃溃疡的化学物质，该物质能刺激胃黏膜细胞繁殖和生长，从而保护胃。
最佳搭配	♡香蕉+燕麦 ▶ 提高血清素的含量，改善睡眠质量 ♡香蕉+牛奶 ▶ 提高人体对维生素B_{12}的吸收
禁忌搭配	⊗香蕉+土豆 ▶ 容易生斑 ⊗香蕉+酸奶 ▶ 容易产生致癌物

香蕉提子沙拉

●**材料** 香蕉2根，提子10个，小西红柿10个，橘子1个，西瓜1牙

■**调料** 沙拉酱、葡萄干各适量

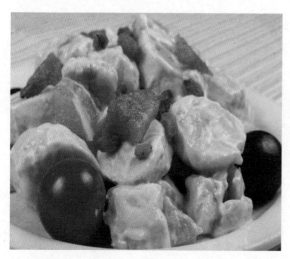

◆ **做法**

① 香蕉去皮，切块；提子洗净；小西红柿洗净；橘子去皮，切块；西瓜去皮、籽，切块。

② 将香蕉块、小西红柿、提子、橘子块、西瓜块、葡萄干收入一个大碗内。

③ 倒入沙拉酱拌匀即可。

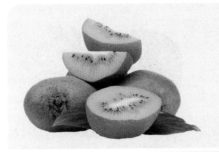

猕猴桃

降压功效	猕猴桃含有大量钾、少量钠，对维持心血管健康有重要的作用，适合高血压患者食用。猕猴桃含有丰富的果胶，能降低血液中胆固醇的浓度，对预防心血管疾病有明显疗效。
其他功效	猕猴桃含有大量维生素C，能提高人体免疫力，促进人体对铁的吸收。猕猴桃含有的膳食纤维能促进消化，防止便秘，及时清除人体内的有害物质。此外，猕猴桃含有的血清促进素有镇定心情、稳定情绪的作用。
最佳搭配	⚆猕猴桃+酸牛奶 ▶ 促进肠道健康，缓解便秘
禁忌搭配	✖猕猴桃+牛奶 ▶ 影响人体的消化吸收，容易出现腹胀、腹痛和腹泻 ✖猕猴桃+胡萝卜 ▶ 降低自身的营养价值

🥣猕猴桃水果沙拉

●**材料** 猕猴桃2个，桑葚100克，草莓100克，蓝莓50克

■**调料** 沙拉酱、蜂蜜各适量

◆**做法**

① 猕猴桃去皮，洗净切块；桑葚洗净；草莓去蒂，洗净切块；蓝莓去柄，洗净。

② 将猕猴桃块、桑葚、草莓块、蓝莓收入一个大碗内。

③ 加入适量沙拉酱、蜂蜜调味即可。

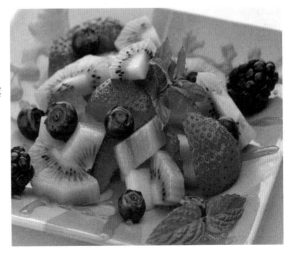

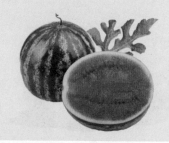

西瓜

降压功效	西瓜富含糖、蛋白质和少量盐，能软化血管，降血脂，对治疗高血压有明显疗效。西瓜瓤含有丰富的瓜氨酸和精氨酸，利尿、降压作用显著。此外，西瓜皮含有的一种物质能扩张血管，有辅助降压的作用。
其他功效	西瓜含有大量水分，热量低，能清热解暑，除烦解渴。新鲜的西瓜汁、西瓜皮还能增强皮肤的弹性，减少脸部皱纹，保持脸部有光泽。
最佳搭配	♡西瓜+绿豆　▶　治痔疮
禁忌搭配	⊗西瓜+鲷鱼　▶　容易引起胃肠不适 ⊗西瓜+羊肉　▶　伤元气 ⊗西瓜+山竹　▶　导致身体不适

西瓜沙拉

● **材料**　西瓜300克，黄瓜1根

■ **调料**　奶酪、香菜碎适量

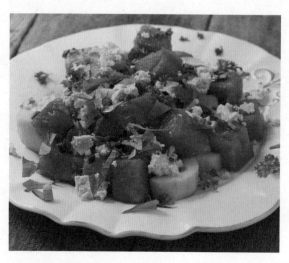

◆ **做法**

①西瓜洗净去皮，去籽，取瓤切块；黄瓜去皮，洗净切块。

②将奶酪捣碎。

③将西瓜快、黄瓜块、香菜碎放入一个大碗内，倒入奶酪，拌匀即可。

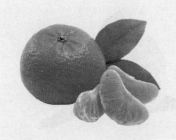

橘子

降压功效	橘子中所含的橘皮苷能增强毛细血管的韧性,使血压下降,扩张心脏的冠状动脉。常吃橘子能降低沉积在动脉血管中的胆固醇,缓解动脉粥样硬化症。
其他功效	橘子含有的柠檬酸能有效消除疲劳;橘子内皮含有的果胶、膳食纤维能调节肠道,防止便秘。此外,橘子汁中含有的抗癌物"诺米灵"能有效抑制癌细胞生长。
最佳搭配	▽橘子+黑木耳 ▶ 治疗痛经 ▽橘子+蒜+白糖 ▶ 治疗疝气
禁忌搭配	⊗橘子+萝卜 ▶ 易导致甲状腺肿大

🥣 青木瓜橘子沙拉

●**材料**　橘子2个,青木瓜100克,水果萝卜5个

■**调料**　沙拉酱、熟松仁各适量

◆**做法**

① 橘子去皮,去籽,切块;青木瓜去皮,去籽,切块;水果萝卜洗净切丁。

② 将橘子块、青木瓜块、萝卜丁、熟松仁放入盘中,倒入沙拉酱拌匀即可。

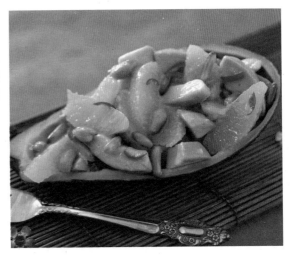

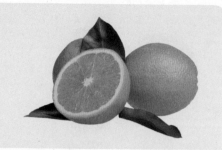

橙子

降压功效	橙子富含钾、钙和维生素C，这几种营养成分对降低、调节血压具有明显效果。此外，橙皮苷还能扩张周围血管，起到降压的作用。
其他功效	橙皮中含有丰富的果胶，能促进肠道蠕动，使胆固醇排出体外，减少人体对胆固醇的吸收。橙子有止咳化痰的功效。橙子还含有胶原，能促进皮肤愈合，给予皮肤活力。此外，橙子特有的气味可缓解压力及紧张情绪。
最佳搭配	♡橙子+柠檬+苹果+葡萄 ▶ 强壮心脏
禁忌搭配	⊗橙子+槟榔 ▶ 容易引起身体不适 ⊗橙子+蛤蜊 ▶ 影响人体对维生素C的吸收 ⊗橙子+牛奶 ▶ 影响消化

 ## 培根果蔬沙拉

● **材料** 橙子2个，小西红柿100克，培根50克，生菜100克

■ **调料** 沙拉酱、葱花各适量

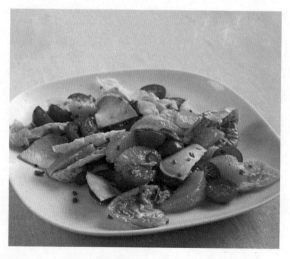

◆ **做法**

① 橙子去皮，去籽，切块；小西红柿洗净，切两半；培根切片；生菜洗净撕片。

② 将橙子块、小西红柿块、培根片、生菜片放入一个大碗内。

③ 加入适量沙拉酱、葱花调匀即可。

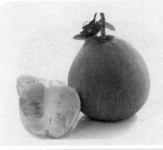

柚子

降压 功效	柚肉中富含维生素C及类胰岛素等成分，所以有降血脂、降血糖等功效。经常食用柚子，还能治疗高血压病。柚子低钠，还含有大量微量元素钾，非常适合高血压患者食用。
其他 功效	柚子含有的油皮甙能降低血液的稠度，减少形成血栓的概率。柚子的果胶不仅能降低低密度脂蛋白水平，而且还能保护动脉壁。此外，柚子还含有丰富的叶酸，对怀孕女性来说，有预防贫血和促进胎儿发育的作用。
最佳 搭配	◯柚子+蜂蜜　▶　降血脂，去油腻，清肠毒 ◯柚子+瘦肉　▶　去除肠胃湿寒，加快肠胃消化能力
禁忌 搭配	⊗柚子+环孢素　▶　引起不良反应 ⊗柚子+钙拮抗剂　▶　引起不良反应 ⊗柚子+西沙必利　▶　引起不良反应

 # 柚子木瓜沙拉

● **材料**　柚子1个，木瓜1个，小西红柿10个

■ **调料**　沙拉酱适量

◆ **做法**

① 柚子去皮、籽，洗净切块；木瓜去皮、籽，洗净切块；小西红柿洗净切块。

② 将柚子块、木瓜块和小西红柿块收入一个大碗内。

③ 加入适量沙拉酱拌匀即可。

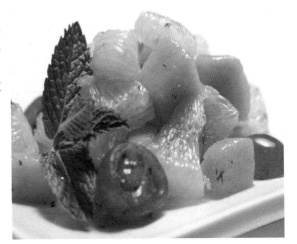

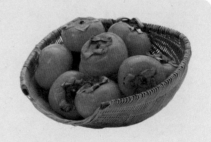

柿子

降压功效	柿子含有大量的黄酮苷，有助于降血压，还有增加冠状动脉流量、软化血管、活血消炎、改善心血管的功能，能防治冠心病和心绞痛。
其他功效	柿子富含蔗糖、果糖、葡萄糖、维生素C、胡萝卜素、钙、铁等多种营养成分，其中维生素C能充分满足人体一天所需的量。柿子含有的果胶具有润肠通便的作用。此外，柿子还有止血凉血、润肺化痰、生津止渴、解酒的功效。
最佳搭配	⊘ 柿子+黑豆 ▶ 降血压
禁忌搭配	⊗ 柿子+鸡蛋 ▶ 引起腹泻，生结石 ⊗ 柿子+海带 ▶ 引起胃肠不适 ⊗ 柿子+土豆 ▶ 不易消化

 # 紫甘蓝柿子沙拉

● **材料**　紫甘蓝300克，柿子2个

■ **调料**　盐、胡椒粉、核桃仁、酱牛肉各适量

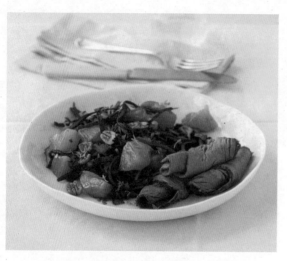

◆ **做法**

① 紫甘蓝去老叶，洗净切丝；柿子洗净去皮，切块。

② 将紫甘蓝丝入沸水中焯一下。

③ 将紫甘蓝丝、柿子块收入一个盘内，加入核桃仁，将酱牛肉摆在盘边，加盐、胡椒粉拌匀即可。

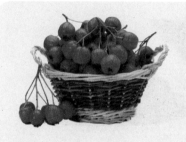

山楂

降压功效	山楂性味甘、酸、温，含有丰富的钙、铁等矿物质元素和胡萝卜素、维生素C等重要营养成分。山楂具有降压、强心、扩张血管及降低胆固醇的作用。
其他功效	山楂含有的黄酮能有效防治高血脂、心绞痛等疾病；山楂含有的解脂酶能促进脂肪类食物的消化；山楂所含的维生素C、胡萝卜素能减少自由基生成，提高免疫力，延缓衰老，防癌抗癌。此外，山楂有平喘化痰、抑制细菌的功效。
最佳搭配	⊘山楂+杜仲　▶　降血压 ⊘山楂+枸杞子　▶　补肝益肾
禁忌搭配	⊗山楂+猪肝　▶　破坏维生素C和微量元素 ⊗山楂+胡萝卜　▶　破坏维生素C

山楂银耳粥

● **材料**　山楂10克，银耳10克，大米150克

■ **调料**　盐适量

◆ **做法**

① 山楂去籽，洗净切片；银耳泡发，去蒂，撕小片；大米洗净。

② 将大米、山楂片、银耳放入电饭煲内，加入适量水、盐，煲熟即可。

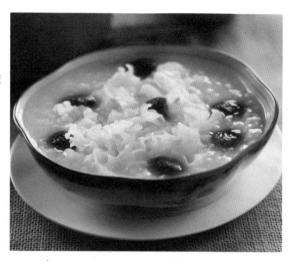

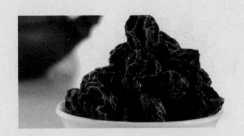

乌梅

降压功效	乌梅含有柠檬酸、苹果酸、琥珀酸等成分。每天吃一个乌梅能帮助人体清扫血液，排除过量的酸素，并使血液正常流动。
其他功效	乌梅含有的柠檬酸能帮助人体充分吸收维生素、酵素，消除疲劳；乌梅含有的苹果酸能将人体内的水分引到大肠，形成粪便排出体外。此外，乌梅对治口臭和宿醉也具有良好的效果。
最佳搭配	ⓥ 乌梅+核桃仁 ▶ 减少对牙齿的伤害
禁忌搭配	⊗ 乌梅+猪大排 ▶ 影响人体对营养成分的吸收 ⊗ 乌梅+猪小排 ▶ 影响人体对营养成分的吸收 ⊗ 乌梅+猪肉 ▶ 导致中毒

 ## 山楂乌梅茶

● **材料** 乌梅10颗，山楂5颗，柠檬1片

■ **调料** 冰糖（蜂蜜）各适量

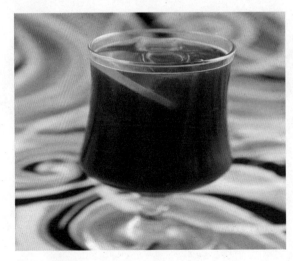

◆ **做法**

① 乌梅洗净；山楂去籽洗净。
② 将乌梅和山楂放入锅中，加适量水煮开。
③ 改小火煮30分钟左右。
④ 熬至汁液浓稠时，放凉，加入冰糖、柠檬片即可。

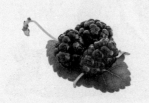

桑葚

降压功效	桑葚富含维生素、胡萝卜素、芦丁素、水等人体必需的营养成分，常吃能扩充人体血容量；桑葚含有大量的芦丁素能防治结肠癌；桑葚含有的脂肪酸有分解脂肪和降血脂的作用。此外，桑葚还具有凉血止血的作用，能防治高血压、脑出血等病。
其他功效	桑葚含有的鞣酸、苹果酸等营养物质，能促进蛋白质、淀粉、脂肪的消化，有健脾胃、促进消化的作用；桑葚含有丰富的的白藜芦醇，能降低血小板聚集，预防动脉硬化；桑葚还能缓解眼睛疲劳。
最佳搭配	▽ 桑葚+粳米　▶　消除疲劳，增强记忆力，改善失眠 ▽ 桑葚+蜂蜜　▶　滋阴补血
禁忌搭配	✖ 桑葚+鸭肉　▶　引起胃痛 ✖ 桑葚+鸭蛋　▶　引起胃癌

 桑葚奶昔

●材料　桑葚100克

■调料　牛奶1袋，原味冰激凌1个

◆做法

① 桑葚去柄，洗净。
② 将桑葚放入榨汁机中，加入牛奶、冰激凌搅拌1分钟即可。

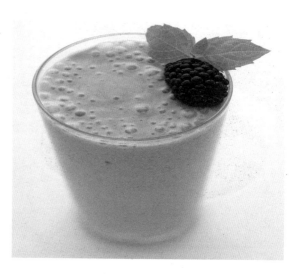

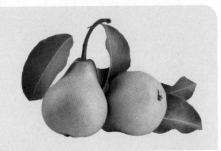

梨

降压功效	梨性凉，能使血压恢复正常，有效改善头晕目眩等症；其含有的膳食纤维能减少人体对脂肪的吸收，降低胆固醇含量，常食能防治动脉粥样硬化，减少患心血管病的风险。梨的果胶含量较高，有助消化，通便，适合高血压患者食用。
其他功效	梨含有丰富的配糖体和鞣酸等营养成分，对润肺祛痰止咳、保护咽喉具有明显效果；梨含有大量糖类物质和多种维生素，这些物质易被人体消化吸收，能促进食欲，还能起到保护肝脏的作用。煮熟的梨能有效预防风湿病、关节炎等病。
最佳搭配	♡ 梨+冰糖　▶　生津止咳 ♡ 梨+蜂蜜　▶　缓解咳嗽
禁忌搭配	✘ 梨+开水　▶　引起腹泻 ✘ 梨+猪肉　▶　损伤肾脏

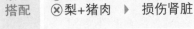

🍲 山楂雪梨汤

● **材料**　山楂10颗，雪梨4个

■ **调料**　冰糖200克

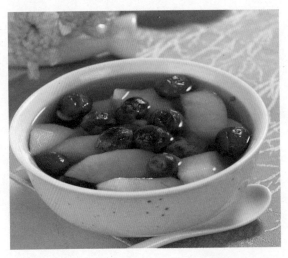

◆ **做法**

① 雪梨去皮，去核，切块；山楂去核，去蒂，洗净切半。

② 将梨块、山楂放入汤锅中，加入冰糖、适量水。

③ 大火烧开，改小火煮15分钟即可。

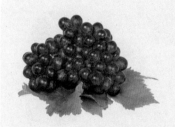

葡萄

降压功效	葡萄含有丰富的磷、钙、镁、铁、铜、钾等物质。葡萄不仅能降压、开胃，还能降低胆固醇水平和血小板的凝聚力，因而对预防心脑血管病有显著疗效。
其他功效	葡萄所含的葡萄糖能被人迅速吸收，因此对治疗低血糖效果明显。葡萄籽能抗衰老，清除人体内的自由基。此外，葡萄还含有白藜芦醇，具有抗癌的作用。葡萄还能促进消化，健脾和胃。常吃葡萄能缓解疲劳。
最佳搭配	▽ 葡萄+枸杞　▶　补血 ▽ 葡萄+山药　▶　补虚养身
禁忌搭配	⊗ 葡萄+萝卜　▶　引起甲状腺肿大 ⊗ 葡萄+海参　▶　引起恶心、腹疼

🥣 豆角葡萄沙拉

● **材料**　无籽葡萄300克，豆角200克，提子100克

■ **调料**　橄榄油、盐、黑胡椒粉、青柠檬汁、葱段、冰糖、醋、奶酪各适量

◆ **做法**

① 葡萄洗净，切两半；豆角洗净，切段；红提洗净，去籽切半。

② 锅内加水烧沸，将豆角入锅焯熟，捞出过凉水，装盘备用。

③ 用适量橄榄油、盐、黑胡椒粉、青柠檬汁调成汁，备用。

④ 将葡萄、豆角、红提、葱段收入一个大碗内，浇上调味汁拌匀，撒上奶酪、冰糖，吃前点几滴醋即可。

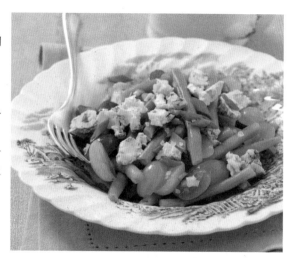

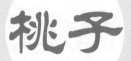

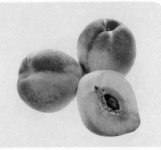

降压功效	桃仁的提取物具有抗凝血的功效，并且能抑制咳嗽中枢而止咳，同时还能起到降低血压的作用。桃含有的钾能帮助人体排出多余的水分，起到辅助降压的作用。
其他功效	桃肉含有丰富蛋白质、脂肪、钙、磷和维生素等营养物质，这些成分对治疗慢性支气管炎、肺结核等引起的干咳、盗汗具有显著疗效。桃含有丰富的铁元素，能防治缺铁性贫血。桃仁还具有活血化瘀、润肠通便的作用。
最佳搭配	▽桃子+牛奶 ▶ 滋养皮肤
禁忌搭配	⊗桃子+甲鱼 ▶ 引起心痛

蜜汁桃片

● **材料**　桃子3个

■ **调料**　白糖适量

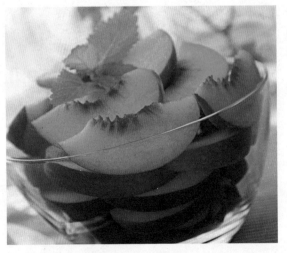

◆**做法**

① 桃子去皮，去核，洗净切片，装盘。
② 锅烧热，放入适量白糖，熬至糖完全溶化，直至稠度如蜂蜜，盛出。
③ 将糖汁浇在桃子上，拌匀即可食用。

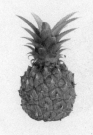
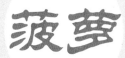

降压功效	菠萝含有一种促进血液循环的酶，对降血压、稀释血脂、预防脂肪沉积具有明显疗效。适当吃菠萝，对肾炎、高血压病患者有益。
其他功效	菠萝能溶解阻塞在组织中的血凝块和纤维蛋白，有效改善局部血液循环，缓解水肿和炎症。菠萝所含的蛋白质分解酵素能分解蛋白质，有助于促进消化，有去油腻、清理肠胃的作用。新鲜的菠萝汁能起到降温、缓解感冒症状的功效。
最佳搭配	⊽菠萝+猪肉　▶　能分解猪肉蛋白质，促进消化吸收
禁忌搭配	⊗菠萝+鸡蛋　▶　影响人体消化吸收 ⊗菠萝+牛奶　▶　引起人体不适 ⊗菠萝+白萝卜　▶　引起人体不适

菠萝烧排骨

● **材料**　菠萝300克，排骨500克，青椒片、洋葱片各适量

■ **调料**　食用油、盐、料酒、葱花、蒜末、姜末、淀粉、老抽各适量

◆ **做法**

① 菠萝去皮，洗净切块；将菠萝块、青椒片、洋葱片收入一个容器内，加盐腌渍。

② 排骨洗净，用料酒、盐、姜末、葱花腌30分钟，拌入淀粉，使每块排骨都裹上淀粉。

③ 油锅烧热，将排骨分几次炸至金黄色，加入料酒，待酒挥发后加入少量水，盖锅盖煮至水干。

④ 另起油锅，下葱花、蒜末、姜末入锅爆香，放入青椒片、洋葱片、菠萝块煸炒，倒入排骨，加老抽、盐调味，炒熟即可。

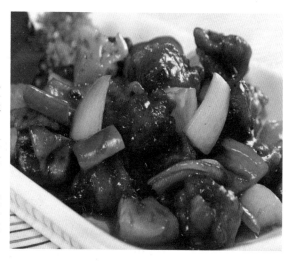

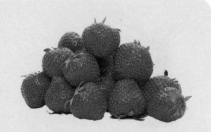

草莓

降压功效	草莓含有丰富的维生素C。维生素C不仅能防治牙龈出血，促进伤口愈合，而且能增加皮肤的弹性，还能预防坏血病，对预防高血压、高血脂等疾病具有积极的作用。
其他功效	草莓富含胡萝卜素，对养肝、明目有明显疗效；草莓还含有丰富的维生素、矿物质、葡萄糖、果糖、柠檬酸等营养成分，能促进儿童生长发育；草莓含有天冬氨酸，能去除人体内的毒素，起到减肥的作用。
最佳搭配	◎ 草莓+牛奶 ▶ 有利于人体对维生素B_{12}的吸收 ◎ 草莓+冰糖 ▶ 清热解毒，生津止渴 ◎ 草莓+山楂 ▶ 润肺健脾，消食减肥
禁忌搭配	✗ 草莓+钙剂 ▶ 容易形成结石

 草莓芦笋沙拉

● **材料**　草莓300克，芦笋200克

■ **调料**　酸奶适量

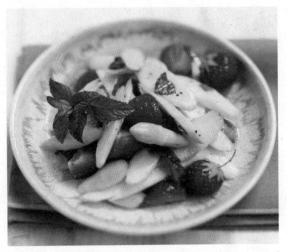

◆ 做法

① 草莓去柄，用淡盐水泡5分钟，然后反复冲洗干净，切块。

② 芦笋去皮，洗净，切片，入沸水中焯熟，过凉水，装盘备用。

③ 将草莓块、芦笋片装入一个盘内，倒入适量酸奶拌匀即可。

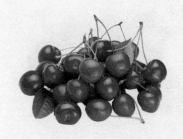

樱桃

降压功效	樱桃含有丰富的钾，这种营养物质是高血压患者所需的营养，多补充钾可缓解高血压症。
其他功效	樱桃富含铁，在人体免疫、蛋白质合成和能量代谢过程中起着显著作用。同时，铁与人的大脑神经功能、衰老过程有着密切的关系。常吃樱桃，不仅能预防缺铁性贫血，而且能增强免疫力。此外，常吃樱桃还能减少皱纹，滋润皮肤。
最佳搭配	ⓥ 樱桃+白酒 ▶ 改善肝肾虚弱、腰膝酸软
禁忌搭配	ⓧ 樱桃+胡萝卜 ▶ 破坏维生素C，降低自身的营养价值

 ## 面包樱桃沙拉

● **材料** 面包1个，樱桃100克，葡萄100克

■ **调料** 沙拉酱适量

◆ **做法**

① 面包切小方块；樱桃去柄，洗净；葡萄洗净，去皮、籽，洗净切两半。

② 将面包块、樱桃、葡萄放入一个大碗内，倒入沙拉酱拌匀即可。

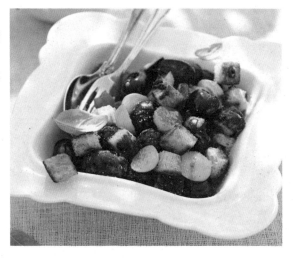

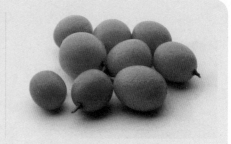

金橘

降压功效	金橘富含维生素C、金橘甙等重要成分，这些成分对保护心血管功能、防治血管硬化、高血压具有重要作用。
其他功效	金橘能预防色素沉淀，增强皮肤的弹性，延缓衰老；金橘能增强身体免疫力，预防感冒。金橘蜜饯能开胃，生津止咳。
最佳搭配	⊘金橘+茶 ▶ 清热去火
禁忌搭配	⊗金橘+牛奶 ▶ 不容易被人体消化吸收，导致腹胀

 # 金橘芹菜沙拉

●**材料** 金橘400克，芹菜1棵

■**调料** 胡椒粉、橄榄油、盐各适量

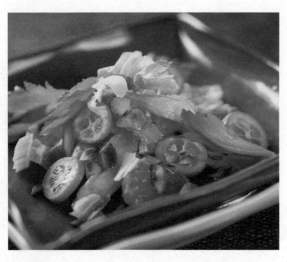

◆ **做法**

①金橘洗净切片；芹菜洗净，留叶。

②锅内加水烧沸，将芹菜叶入锅焯至断生。

③将芹菜叶、金橘片放入一个盘内，加入几滴橄榄油、适量胡椒粉、盐拌匀即可。

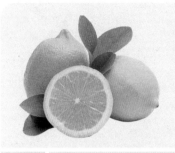

柠檬

降压功效	柠檬含有丰富的维生素C和维生素P，这两种营养成分对增强血管弹性、韧性具有良好的效果，同时对防治高血压和心肌梗死症具有显著作用。
其他功效	柠檬皮含有芳香挥发成分，具有生津解暑、开胃健脾的功效。此外，柠檬皮还有清热化痰的作用。柠檬含有的维生素C对抗菌消炎、提高人体免疫力有重要作用。
最佳搭配	♡柠檬+蜂蜜　▶　养颜美容 ♡柠檬+醋　　▶　减肥，美容
禁忌搭配	✖柠檬+牛奶　▶　影响肠胃的消化 ✖柠檬+山楂　▶　影响消化

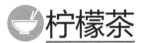 柠檬茶

●材料　柠檬半个

■调料　蜂蜜、白糖适量

◆做法

①柠檬洗净切片，加糖拌匀，放入一个封闭的容器中。
②将装有柠檬片的容器密封好，放入冰箱，腌制一晚。
③把柠檬片放入杯中，倒入热水，水温热后加适量蜂蜜即可。

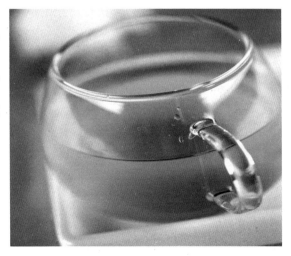

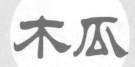

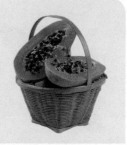

降压功效	木瓜含有的番木瓜碱对降血压具有显著效果。因为木瓜能消除体内过氧化物等毒素，净化血液，所以对肝功能障碍引起的高血压病、高血脂具有很好的预防和防治作用。
其他功效	木瓜含有的一种酵素，能消化蛋白质，促进人体对食物的消化和吸收；木瓜所含的凝乳酶具有通乳的作用；木瓜所含的木瓜碱具有抗淋巴性白血病的作用。
最佳搭配	▽木瓜+牛奶 ▶ 养颜美容 ▽木瓜+莲子 ▶ 缓解高血压、冠心病
禁忌搭配	⊗木瓜+虾 ▶ 容易食物中毒，引起腹痛、头晕

🥄 橙汁木瓜

● **材料** 木瓜1个，橙汁300毫升

■ **调料** 白糖适量

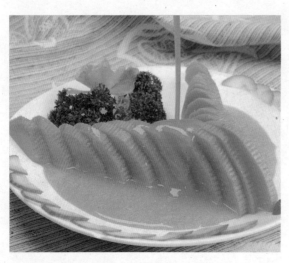

◆ **做法**

① 木瓜去皮、瓤，洗净切片，码盘。
② 将橙汁和白糖撒在木瓜片上。
③ 将木瓜片上锅蒸5分钟，直至白糖和橙汁完全化开包裹在木瓜上即可。

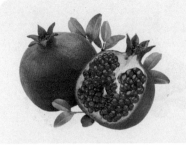

石榴

降压功效	石榴汁含有丰富的氨基酸和微量元素，这些成分对促进消化、防治胃溃疡、软化血管、降脂、降血糖、降低胆固醇有着显著疗效。同时，还能预防高血压、冠心病，健脾提神，刺激食欲。
其他功效	石榴皮能有效抑制大肠杆菌，收敛肠黏膜，减少肠黏膜的分泌物，对治疗腹泻、痢疾等症具有很好的效果。石榴花性味酸涩而平，具有止血功效。
最佳搭配	♡ 石榴+酸奶　▶　均衡营养
禁忌搭配	⊗ 石榴+西红柿　▶　影响人体对营养素的吸收 ⊗ 石榴+土豆　▶　易中毒 ⊗ 石榴+柿子　▶　易引起身体不适

 # 苹果石榴大麦沙拉

● **材料**　石榴1个，大麦200克，苹果1个

■ **调料**　盐、葱花、香菜末各适量

◆ **做法**

① 石榴去皮，剥下籽，洗净；苹果洗净，去核切块。

② 大麦淘洗净，放入电饭煲内，加适量水煮熟。

③ 将熟的大麦、石榴籽、苹果块、葱花、香菜收入一个木盆内。

④ 加入适量盐拌匀即可。

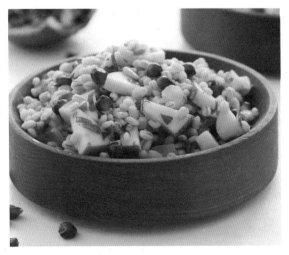

肉类 ▶

瘦牛肉

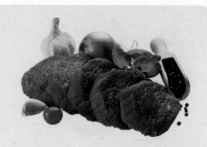

降压功效	牛肉属于高蛋白质、低脂肪食物。牛肉含有丰富的钾，有利于促进钠离子排出，使血压降低。牛肉的脂肪含量虽然低，但是结合亚油酸含量却很高，因此具有降血脂、防治动脉硬化的作用。
其他功效	牛肉含有丰富的烟酸，对增长肌肉、增强力量具有特别疗效；牛肉富含维生素B_6，能促进蛋白质的新陈代谢和合成，提高人体免疫力；牛肉含有丰富的铁，常吃有助于治疗缺铁性贫血。
最佳搭配	▽牛肉+芹菜 ▶ 营养瘦身 ▽牛肉+土豆 ▶ 有利于保护胃黏膜
禁忌搭配	✕牛肉+板栗 ▶ 破坏板栗的营养价值，不容易消化 ✕牛肉+白酒 ▶ 易引起牙齿发炎

 ## 松香牛仔粒

●**材料** 牛肉300克，松子仁100克，红尖椒1个

■**调料** 食用油、老抽、盐、鸡精、辣椒粉、淀粉、糖、葱花各适量

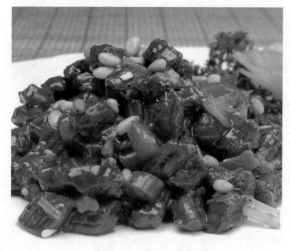

◆**做法**

①红尖椒洗净切圈；松子洗净。
②牛肉洗净切丁，用适量盐、老抽、淀粉、糖、辣椒粉拌匀，腌渍15分钟。
③锅内加油，油比平时多些，将牛肉粒入油锅炸至三分熟，捞出装盘。
④将松子仁入锅炸至淡黄色，捞出沥干。
⑤另起油锅，入葱花爆香，将牛肉粒炒熟，放入松子仁、辣椒圈煸炒，然后加入适量盐、鸡精拌匀即可。

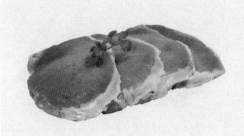

瘦猪肉

降压功效	瘦猪肉含有不饱和脂肪酸，胆固醇含量低，有利于高血压患者控制血脂。
其他功效	瘦猪肉含有丰富的维生素B族，适当补充能提高人体素质。此外，瘦猪肉含有人体所必需的脂肪酸，适当吃些可以改善动脉粥样硬化。
最佳搭配	瘦猪肉可以与各种食材搭配
禁忌搭配	⊗瘦猪肉+水生菱角　▶　诱发癫痫

 # 辣椒炒瘦肉

● **材料**　瘦肉150克，青椒、红椒各2个

■ **调料**　食用油、酱油、盐、鸡精、淀粉、葱段各适量

◆ **做法**

① 瘦肉洗净切片，放入盘内用少量盐、酱油、食用油、淀粉腌渍15分钟。

② 青、红椒洗净切圈。

③ 油锅烧热，放入葱段爆香，然后倒入瘦肉片煸炒断生，盛出。

④ 锅内留底油，放入青、红椒煸炒，倒入肉片，加适量盐炒熟，然后加少量鸡精调味，用淀粉勾芡即可。

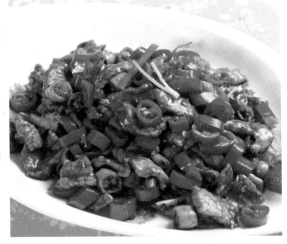

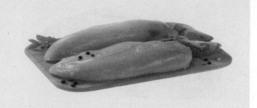

鸡肉

降压功效	鸡肉脂肪含量低，易消化，容易被人体吸收，适合高血压病患者食用。
其他功效	鸡肉容易消化，具有增强体力，强身健体的作用。鸡肉具有温中益气，补精填髓、益五脏的功效。常吃鸡肉，能缓解因肾精不足而导致的小便频繁、精少精冷等症。鸡肉能改善心脑功能，促进儿童智力的发育。
最佳搭配	▽鸡肉+板栗 ▶ 养身补血 ▽鸡肉+冬瓜 ▶ 利尿，清热消肿
禁忌搭配	⊗鸡肉+鲤鱼 ▶ 破坏营养成分 ⊗鸡肉+糯米 ▶ 引起身体不适

 # 宫保鸡丁

● **材料**　鸡胸肉400克，黄瓜半根，胡萝卜半根，炸花生米20克

■ **调料**　食用油、鸡精、葱段、姜末、老抽、蒜末、胡椒粉、料酒、豆瓣酱、花椒、醋、糖、盐、淀粉、干辣椒各适量

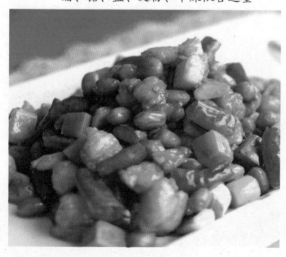

◆ **做法**

① 黄瓜洗净切丁；胡萝卜洗净切丁；干辣椒洗净切段；鸡肉洗净切丁，用适量料酒、食用油、胡椒粉、盐、淀粉腌渍10分钟。

② 将蒜末、葱段、姜末放入碗中，加入适量盐、糖、醋、老抽、水、淀粉调成汁备用。

③ 油锅烧热，放入干辣椒段、花椒爆香，加豆瓣酱煸炒，然后倒入鸡丁炒至变白，盛出。

④ 另起油锅，倒入黄瓜丁、胡萝卜丁煸炒，然后倒入鸡丁，加入调好的汁、鸡精和炸花生米翻炒至熟即可。

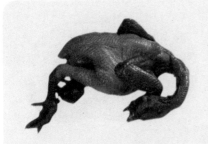

乌鸡

降压功效	乌鸡富含维生素和多种微量元素，其中，铁、磷、钾的含量要高于普通的鸡，但脂肪和胆固醇的含量较低，氨基酸也要高于普通的鸡，因此，乌鸡对降压、防治高血压病具有很好的效果。
其他功效	乌鸡具有补虚劳、羸弱，治消渴的作用。乌鸡能提高人体生理机能，具有抗衰老、强筋健骨的作用。此外，经常食用乌鸡对防治骨质疏松、缺铁性贫血也具有明显的功效。
最佳搭配	⊘乌鸡+红枣 ▶ 滋阴养血 ⊘乌鸡+山药 ▶ 滋补身体
禁忌搭配	⊗乌鸡+鲫鱼 ▶ 易中毒 ⊗乌鸡+虾 ▶ 易中毒

🍲 手撕乌鸡

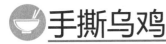

●材料 乌鸡肉400克

■调料 香菜段、红尖椒段、盐、白糖、鸡精、芝麻酱、生抽、醋、料酒、香油各适量

◆做法

① 将乌鸡胸脯肉洗净后，整块放入沸水中汆一下，加少量盐、料酒煮，煮的过程中要撇去浮沫，煮至鸡肉熟烂。

② 将熟烂的鸡肉洗净，用凉开水泡30分钟。

③ 捞出鸡肉，沥干，撕成细条状，装入一大碗内。

④ 将香菜段、红尖椒段拌入鸡肉内，加入盐、鸡精、白糖、芝麻酱、生抽、醋拌匀，最后点几滴香油即可。

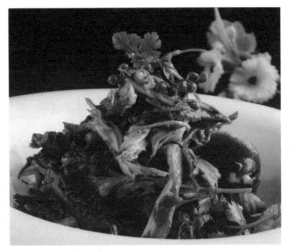

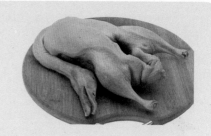

鸭肉

降压功效	鸭肉含有丰富的烟酸，这种成分是构成人体内两种重要辅酶的成分之一，对促进血液循环、降低血压、保护心脏具有显著作用。
其他功效	鸭肉，性味甘、寒，具有滋补五脏、补血行水、养胃生津、治疗浮肿的功效。鸭肉含有丰富的维生素B族和维生素E，这些成分对抵抗脚气病、防治神经炎和多种炎症、抗衰老具有重要作用。
最佳搭配	▽ 鸭肉+山药　▶　滋阴养肺 ▽ 鸭肉+白菜　▶　促进胆固醇的排泄
禁忌搭配	⊗ 鸭肉+栗子　▶　容易中毒 ⊗ 鸭肉+木耳　▶　引起身体不适

🥣 香芹鸭丝

● **材料**　鸭胸肉200克，香芹200克，山药半根

■ **调料**　食用油、盐、淀粉、辣椒段、麻油、米酒各适量

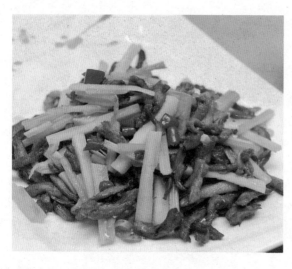

◆ **做法**

① 鸭肉洗净，切丝，入沸水中汆去血水，然后用适量米酒、淀粉拌匀，腌渍15分钟。

② 香芹洗净切段；山药去皮，洗净切条。

③ 油锅烧热，放入辣椒段爆香，然后倒入鸭丝煸炒，盛出。

④ 另起油锅，放入香芹段、山药条煸炒，然后倒入鸭丝翻炒，再加入适量盐调味，点几滴麻油即可。

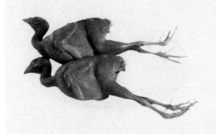

鹌鹑

降压功效	鹌鹑肉含高蛋白、低脂肪、低胆固醇，适合高血压患者食用；鹌鹑肉富含卵磷脂，能生成溶血磷脂，抑制血小板的凝聚，阻止血栓形成，防止动脉硬化。鹌鹑蛋中含有芦丁、来岂丁等物质，具有降压效果。
其他功效	鹌鹑肉性甘、平，具有补气益中、强筋健骨、利水消肿的作用。鹌鹑肉和鹌鹑蛋富含卵磷脂、脑磷脂，这两种成分是高级神经活动不可缺少的营养物质，具有很好的健脑功效。此外，鹌鹑肉还具有补益五脏、止泻痢、养肝清肺的作用。
最佳搭配	▽鹌鹑+菠菜　▶　保护心血管
禁忌搭配	⊗鹌鹑+猪肝　▶　可能产生面部色素沉淀症 ⊗鹌鹑+猪肉　▶　使人脸长黑斑 ⊗鹌鹑+蘑菇　▶　容易引起疾病

🥣 葡萄酿鹌鹑

● **材料**　鹌鹑1只，绿葡萄10粒，五花肉100克

■ **调料**　食用油、盐、胡椒粉、白酒、醋、奶油、干邑各适量

◆ **做法**

①将绿葡萄粒洗净，去皮；五花肉洗净，切块；鹌鹑肉洗净。

②锅烧热，放入奶油、五花肉块煸炒，加盐、胡椒粉、白酒、醋。

③锅内倒入适量奶油，中火加热，放入鹌鹑肉大火煎至金黄色，加适量盐、胡椒粉调味，放入绿葡萄粒，浇上干邑，倒入少量醋、白酒煮沸，然后加盖焖8分钟，装盘。

④将锅内加入少量奶油，中火收汁，将汁浇在绿葡萄粒和鹌鹑肉上即可。

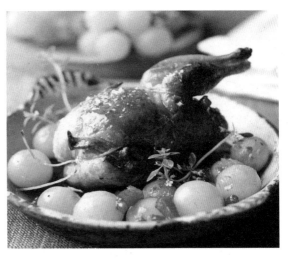

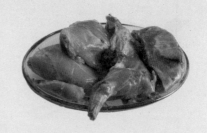

兔肉

降压功效	兔肉性味甘，性凉，经常食用能保护血管壁，阻止血栓的形成，对防治高血压、冠心病和糖尿病具有明显效果。
其他功效	兔肉含有丰富的卵磷脂，对健脑益智有良好的作用；兔肉含有低脂肪、低胆固醇，经常吃兔肉，能强身健体；兔肉含有丰富的维生素、氨基酸，特别是赖氨酸和色氨酸，常吃兔肉能预防有害物质沉积。

最佳搭配	⊘ 兔肉+葱 ▶ 降血脂，易消化
	⊘ 兔肉+枸杞 ▶ 治疗腰酸背痛、头昏耳鸣、双目模糊

禁忌搭配	⊗ 兔肉+白菜 ▶ 容易引起腹泻、呕吐
	⊗ 兔肉+芹菜 ▶ 容易引起脱发

 # 酱爆兔丁

● **材料**　兔肉400克

■ **调料**　食用油、盐、料酒、甜面酱、酱油、鸡精、淀粉、葱末、姜末、干红树椒、鸡蛋清各适量

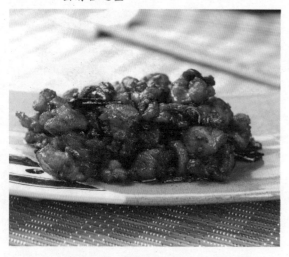

◆ **做法**

① 兔肉洗净，切丁，放入沸水中汆一下，捞出，用盐、料酒、鸡蛋清拌匀，加入淀粉上浆。

② 油锅烧热，将兔肉丁下锅煸炒至熟嫩，捞出沥干油。

③ 另起油锅，放入葱末、姜末、干红树椒爆香，倒入甜面酱炒香，加入适量酱油，将兔肉丁入锅煸炒至熟，加盐、鸡精调味，用淀粉勾芡即可。

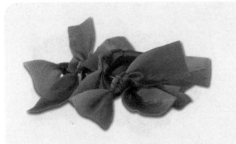

水产 ◀

降压功效	海带含有的褐藻酸钠有降压作用；海带所含的甘露醇与钾、碘、烟酸等协同作用，有防治高血压、动脉硬化、贫血等疾病的作用。其中，海带所含的优质蛋白和不饱和脂肪酸对防治高血压、糖尿病和心脏病具有显著功效。
其他功效	海带富含甘露醇，有利尿、消肿的作用，能有效防治肾功能衰竭、药物中毒、老年性水肿等；海带所含的胶质能帮助人体排出放射性物质，减少放射性物质在体内的积聚，减少患放射性疾病的概率。

最佳搭配	▽海带+豆腐 ▶ 预防缺碘
	▽海带+菠菜 ▶ 防治产生结石

禁忌搭配	✕海带+柿子 ▶ 容易引起胃肠不适
	✕海带+猪血 ▶ 容易导致便秘

 # 凉拌三丝

● 材料　海带丝300克，豆腐丝200克，红尖椒1个

■ 调料　白芝麻、醋、盐、葱末、蒜末、白糖、红辣椒油、酱油、香油、鸡精各适量

◆ 做法

① 海带丝洗净；豆腐丝洗净；红尖椒洗净切丝。分别将三丝入沸水中焯一下，捞出，沥干，一同装入大碗内。

② 用适量盐、鸡精、白糖、酱油、醋、蒜末、葱末、红辣椒油调成汁。

③ 将调味汁浇在海带丝上，点几滴香油，撒上白芝麻拌匀即可。

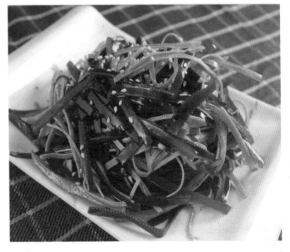

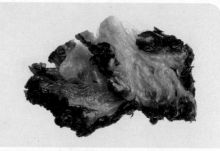

海蜇

降压功效	海蜇含有一种类似乙酰胆碱的成分，这种成分具有扩张血管、降低血压的作用。此外，海蜇还含有丰富的甘露多糖胶质，这种成分对防治因高血压引起的动脉粥样硬化具有显著疗效。
其他功效	海蜇含有丰富的胶质，这种成分能清除肠胃毒素，去除尘积，保障身体的健康。海蜇还具有清热化痰、行淤化积的作用，对治疗气管炎、胃溃疡、风湿性关节炎等疾病具有显著效果。
最佳搭配	◎海蜇+荸荠 ▶ 治疗高血压，清肺止咳 ◎海蜇+冬瓜 ▶ 降压，清热润肠
禁忌搭配	✕海蜇+柿子 ▶ 易引起腹胀

 # 金针菇拌海蜇

●**材料** 海蜇300克，油泡金针菇300克

■**调料** 酱油、醋、黑芝麻各适量

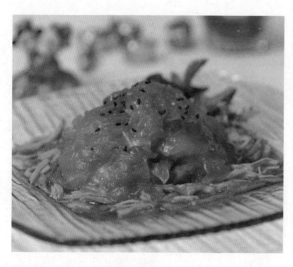

◆**做法**

① 海蜇洗净，浸泡4小时，入温水中焯一下，捞出过凉水，沥干水分。

② 将油泡金针菇和海蜇放入盘内，加入酱油、醋调味，撒上黑芝麻即可。

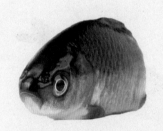

鲫鱼

降压功效	鲫鱼含有的优质蛋白对防治高血压、动脉硬化、冠心病具有显著疗效。常吃鲫鱼，不仅能强身健体，还能起到减肥、降血压、降血脂的作用。
其他功效	鲫鱼能催乳，是产妇的催乳佳品；鲫鱼含有优质的蛋白质，可增强肌肤弹力；此外，鲫鱼对压力大等精神因素所致的早期皱纹也具有明显的缓解功效；鲫鱼子具有补肝养目的作用；鲫鱼胆可健脑益智。
最佳搭配	◯ 鲫鱼+木耳　▶　抗老化，补充核酸 ◯ 鲫鱼+豆腐　▶　清心润肺，健脾利胃
禁忌搭配	✖ 鲫鱼+猪小排　▶　影响人体对营养素的吸收 ✖ 鲫鱼+冬瓜　▶　易使身体脱水

萝卜丝鲫鱼汤

● 材料　鲫鱼600克，白萝卜1根，虾仁20克

■ 调料　食用油、盐、鸡精、料酒、姜片、葱花各适量

◆ 做法

① 鲫鱼洗净，在鱼身两面划几刀；萝卜洗净切丝，入沸水中焯一下。
② 油锅烧热，将鲫鱼入锅煎至两面呈黄褐色，盛出备用。
③ 另起油锅，放入姜片爆香，然后下白萝卜丝、虾仁煸炒几下，放入适量料酒、水，小火煮开，放入煎好的鲤鱼再煮10分钟。
④ 加入适量盐、鸡精调味，撒上葱花即可。

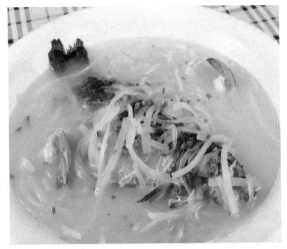

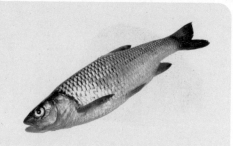

草鱼

降压功效	草鱼富含不饱和脂肪酸，这种成分能促进血液循环，适合心血管病人食用。草鱼含有丰富的蛋白质，能控制钾钠的平衡，可消除水肿，降低血压，有利于身体的生长发育。
其他功效	草鱼富含硒元素，常吃可养颜、延缓衰老，而且还能防治癌症。草鱼肉嫩，能增进人的食欲，具有开胃、滋补的功效。常食草鱼能促进骨骼生长，还能健脑、护心。
最佳搭配	▽草鱼＋木耳 ▶ 加速血液循环 ▽草鱼＋豆腐 ▶ 利水消肿，促进骨骼发育
禁忌搭配	✗草鱼＋驴肉 ▶ 容易引发心脑血管疾病

 酸菜鱼

● **材料** 草鱼500克，酸菜300克，泡椒10克

■ **调料** 蛋清1个，食用油、蒜瓣、姜片、淀粉、料酒、盐、白糖、胡椒粉、花椒油、香葱段各适量

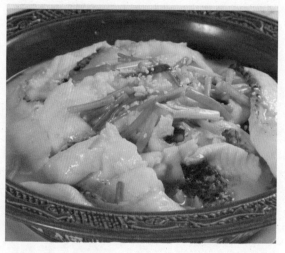

◆ **做法**

① 将处理好的鱼，斜刀切成鱼片；鱼骨剁成块，用适量盐、料酒、淀粉、蛋清抓匀，腌渍20分钟。

② 酸菜洗净，沥干水分，切丝。

③ 油锅烧热，放入姜片、蒜瓣、泡椒爆香，倒入酸菜煸炒3分钟，加适量清水烧开，放入鱼骨炖10分钟。

④ 将酸菜盛出来，将鱼片放入酸菜汤中拨散开，煮至鱼肉变色，调入适量盐、白糖、胡椒粉调味，浇少量花椒油，撒上香葱段即可。

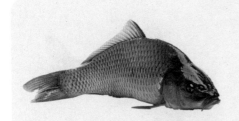

鲤鱼

降压功效	鲤鱼所含的脂肪多是不饱和脂肪酸，具有降低血脂的功效，因此可以很好地防治高血压、动脉硬化、冠心病等心血管疾病。此外，鲤鱼含有丰富的钾，钾是维持生命不可缺少的重要物质，对协助维持血压稳定起着重要作用。
其他功效	鲤鱼富含优质蛋白，容易被消化、吸收，并能为人体提供充足的氨基酸、维生素A、维生素D和矿物质。鲤鱼的视网膜含有丰富的维生素A，常吃鲤鱼眼睛具有明目的效果。
最佳搭配	▽ 鲤鱼+米醋 ▶ 利湿 ▽ 鲤鱼+香菇 ▶ 为人体提供全面的营养
禁忌搭配	✗ 鲤鱼+鸡肉 ▶ 功能相抵 ✗ 鲤鱼+猪肝 ▶ 影响人体对营养物质的吸收

 糖醋鲤鱼

● 材料　鲤鱼1500克，熟青豆10克，洋葱片适量

■ 调料　食用油、盐、料酒、白糖、酱油、番茄酱、姜片、葱段、蒜末、醋、淀粉各适量

◆ 做法

① 杀好的鱼洗净，鱼身两侧划两刀，并在刀口上放入料酒、盐腌15分钟。

② 取适量水、酱油、料酒、醋、白糖、盐、番茄酱、淀粉调成芡汁。

③ 鱼肉裹上淀粉后入油锅炸至外皮变硬，改旺火炸至金黄色，捞出装盘。

④ 油锅烧热，放入葱段、姜片、蒜末爆香，加入洋葱片、青豆，倒入芡汁，烧至起泡时浇到鱼上即可。

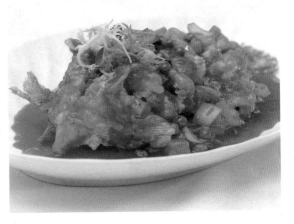

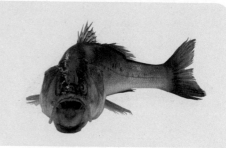

鲈鱼

降压功效	鲈鱼含有丰富的维生素A、维生素B族、蛋白质、微量元素等营养成分，对补肝益肾、健脾补胃具有明显功效。
其他功效	鲈鱼具有安胎益肾、健脾补气的功效。此外，对治疗胎动不安、生产少乳也具明显疗效。孕妇常吃鲈鱼能防治水肿、贫血等症。
最佳搭配	▽鲈鱼+豆腐　▶　增强人体对蛋白质的吸收
禁忌搭配	⊗鲈鱼+奶酪　▶　易引发痼疾

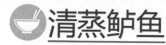 清蒸鲈鱼

●**材料**　鲈鱼600克

■**调料**　食用油、盐、料酒、胡椒粉、淀粉、姜丝、葱丝、葱段、青椒丝、红椒丝各适量

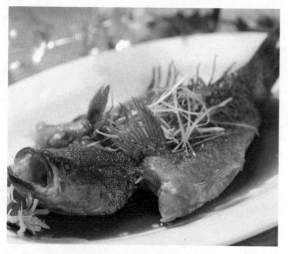

◆**做法**

① 将宰杀好的鲈鱼洗净，装盘，把盐、料酒、胡椒粉、淀粉、姜丝、葱段撒在鱼身上，腌渍30分钟。

② 将鱼放入蒸锅，蒸10分钟。

③ 将蒸鱼的汤汁加入葱丝、姜丝、青红椒丝、适量水烧开后，再加入淀粉勾芡，倒入鱼盘中。

④ 锅内加油烧热，将热油浇在鱼身上即可。

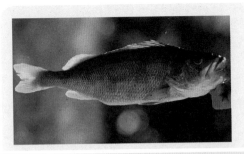

鲭鱼

降压功效	鲭鱼是一种高蛋白、低脂肪和低胆固醇鱼类，常吃能保护心血管系统。鲭鱼鱼脑中所含的鱼油含有丰富的不饱和脂肪酸，能提高、改善大脑机能，调节人体内血脂平衡，对预防高血压具有重要作用。
其他功效	鲭鱼含有丰富的磷脂、改善记忆力的脑垂体后叶素；鲭鱼脑髓含量高，常吃可增强记忆力，抗衰老，治头晕目眩，还可润泽肌肤。
最佳搭配	◎ 鲭鱼+豆腐 ▶ 保护心血管和神经系统
禁忌搭配	✕ 鲭鱼+甘草 ▶ 易中毒

 剁椒鱼头

● **材料**　鲭鱼头1个，碎剁椒100克

■ **调料**　食用油、盐、鸡精、白糖、豆豉、生抽、料酒、蒜末、姜末、葱花、清汤各适量

◆ **做法**

① 鱼头洗净，用适量盐、料酒腌渍10分钟，然后将鱼头放入一个大盘内。

② 油锅烧热，放入蒜末、姜末、葱花、豆豉、碎剁椒入锅爆香。

③ 用生抽、白糖、鸡精、清汤调成味汁，倒入鱼盘里，然后将爆香的蒜末、姜末、葱花、豆豉、剁椒碎浇在鱼头上。

④ 锅内水开后，将鱼头放入蒸锅蒸8分钟；另起锅加油烧热，将热油浇在鱼头上即可。

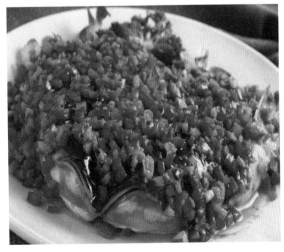

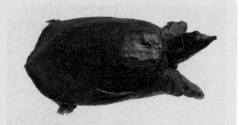

降压功效	甲鱼的脂肪以不饱和脂肪酸为主，这种成分对调节血脂、防治高血压病具有重要作用。此外，甲鱼含有丰富的烟酸，能提升高密度脂蛋白，使沉积在血管壁上的低密度脂蛋白排出体外，进而保护和软化血管，起到降压的作用。
其他功效	甲鱼肉能防治和抑制肝癌、胃癌，同时能有效治疗因放疗、化疗引起的贫血、虚弱和白细胞减少等症。甲鱼血含有角蛋白、动物胶、维生素D和碘等成分，这些成分有平肝火、补血消肿及治疗肝硬化、闭经等症的功效。
最佳搭配	♡甲鱼+冬瓜 ▶ 减肥，明目，润肤
禁忌搭配	✖甲鱼+鸭肉 ▶ 导致腹泻、水肿 ✖甲鱼+芹菜 ▶ 容易中毒

🍲 清炖甲鱼汤

●**材料**　甲鱼1只，香菇20克

■**调料**　盐、料酒、鸡精、胡椒粉、姜片、葱段各适量

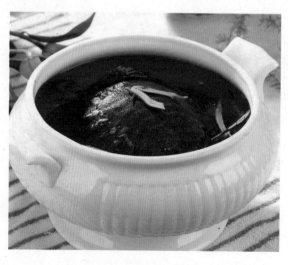

◆**做法**

① 将宰杀好的甲鱼去头，洗净内膛，然后用沸水烫3分钟，捞出剥掉皮，切小块。

② 香菇洗净，切块，入沸水中焯一下。

③ 锅内加水烧开，加入适量料酒，放入甲鱼氽一下，捞出，再将甲鱼放到砂锅里，加入葱段、姜片、香菇块。

④ 加充足的水烧开，改小火炖90分钟，加入适量盐、鸡精、胡椒粉调味即可。

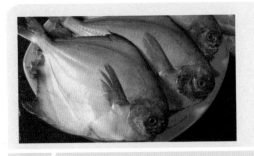
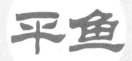

降压功效	平鱼富含不饱和脂肪酸，可降低胆固醇。此外，平鱼含有硒、镁，能有效预防冠状动脉硬化等心血管疾病。
其他功效	平鱼含有大量蛋白质和多种营养成分，有柔筋利骨、益气养血之用，对缓解贫血、消化不良等症具有显著功效。
最佳搭配	♡平鱼+青椒　▶　促进人体对维生素C的吸收
禁忌搭配	✗平鱼+羊肉　▶　影响人体对营养素的吸收

 # 干烧平鱼

● 材料　平鱼1条

■ 调料　食用油、盐、料酒、豆瓣酱、米醋、白糖、酱油、葱花、姜末、蒜末各适量

◆ 做法

① 将宰杀好的平鱼洗净，分别在鱼身两侧划上两刀，用适当料酒、盐腌渍10分钟。

② 油锅烧热，油温至八成热时，将平鱼入锅煎至两面呈金黄色，捞出装盘。

③ 另起油锅，放入姜末、蒜末爆香，再放入豆瓣酱，加适量清水，倒入酱油、米醋、白糖做成酱汁。

④ 将煎好的平鱼入锅，改小火炖熟，收汤汁，撒上葱花即可。

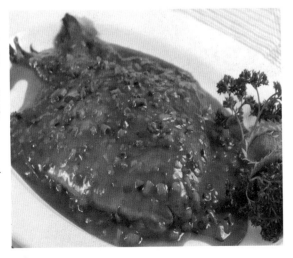

鳗鱼

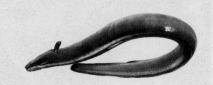

降压功效	鳗鱼含有的磷脂是脑细胞不可或缺的营养素，具有乳化作用，它能将沉积在血管壁上的胆固醇和脂类乳化，形成液体，排出体外，起到疏通血管的作用，对预防高血压病、动脉硬化具有明显功效。
其他功效	鳗鱼富含钙，常食能使血钙增加，可强身健体，防止患骨质疏松病。鳗鱼的肉、皮都富含胶原蛋白，有养颜美容、延缓衰老的功效。
最佳搭配	▽ 鳗鱼+豆腐 ▶ 增强人体对蛋白质的吸收
禁忌搭配	⊗ 鳗鱼+羊肝 ▶ 阻碍人体对营养素的吸收 ⊗ 鳗鱼+醋 ▶ 易引起中毒

浦烧鳗鱼

● **材料**　鳗鱼1条

■ **调料**　食用油、鸡精、酱油、白糖、料酒、烤酱、白芝麻、姜丝各适量

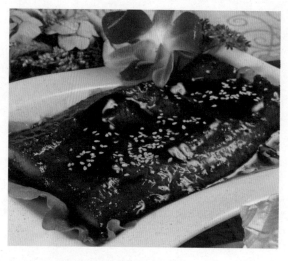

◆ **做法**

① 将鳗鱼头切掉，然后从背部剖开，去骨，去刺。

② 锅烧热，加入适量酱油、鸡精、料酒、白糖、烤酱，放入姜丝，小火搅拌均匀，煮至糖溶化、汤汁黏稠时即可，做酱汁使用。

③ 将鳗鱼肉两面刷上一层酱汁，腌渍30分钟。

④ 将鳗鱼放入烤箱中烤10分钟，拿出装盘。

⑤ 将酱汁稍稍加热，浇在烤好的鳗鱼上，撒上白芝麻即可。

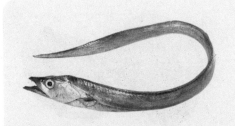

带鱼

降压功效	带鱼的脂肪多为不饱和脂肪酸，这种脂肪酸能调节血脂平衡，降低胆固醇，有预防高血压病的作用。此外，带鱼富含镁，这种元素有保护心血管系统的作用，对预防高血压、心肌梗死等心血管疾病大有益处。
其他功效	带鱼的鳞和白色油脂层含有一种抗癌成分，对防治癌症、白血病、淋巴肿瘤具有明显效果；带鱼含有丰富的碘，能维持甲状腺功能，促进机体的新陈代谢。
最佳搭配	◎带鱼+豆腐 ▶ 促进人体对钙的吸收 ◎带鱼+木瓜 ▶ 养血，补气
禁忌搭配	⊗带鱼+南瓜 ▶ 容易中毒

 ## 香煎带鱼

● **材料**　带鱼500克

■ **调料**　食用油、酱油、盐、鸡精、豆豉、葱花、姜丝、辣椒末各适量

◆ **做法**

① 带鱼洗净，切段，用盐、酱油、鸡精、姜丝、葱花腌渍15分钟。
② 油锅烧热，将鱼块入锅煎至两面呈金黄色，捞出沥油，装盘。
③ 锅内留油，将葱花、辣椒末、豆豉入锅煸炒，浇在带鱼段上即可。

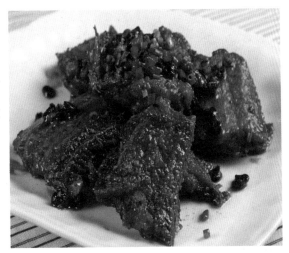

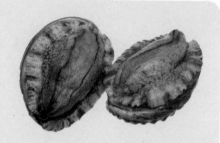

鲍鱼

降压功效	鲍鱼可平肝、固肾、养阴，能调节肾上腺分泌，既有降压的作用，又有升压的作用。鲍鱼壳不仅能明目，而且还能清热平肝，滋阴补阳。经常食用鲍鱼，对治疗高血压具有显著疗效。
其他功效	鲍鱼肉含有的鲍灵素能够提高人体免疫力，破坏癌细胞的代谢过程，对抗癌、保护机体免疫系统起到重要作用。鲍鱼富含维生素A，有保护皮肤、保护视力健康、加强免疫力、促进身体生长发育的作用。
最佳搭配	▽鲍鱼+竹笋 ▶ 营养全面，有利于人体吸收
禁忌搭配	⊗鲍鱼+牛肝 ▶ 不易消化 ⊗鲍鱼+鸡肉 ▶ 影响人体对营养物质的消化吸收

 # 豉油皇珍珠鲍

●**材料**　珍珠鲍200克，粉丝100克

■**调料**　食用油、盐、鸡精、豉油皇、蒜末、葱花各适量

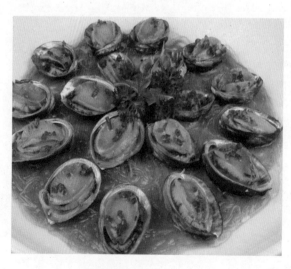

◆**做法**

① 将珍珠鲍鱼去壳、肠肚，加少许盐腌渍片刻，再将鲍壳洗净；粉丝用清水泡下，放入沸水中焯软。

② 油锅烧热，放入蒜末爆香，再加适量盐、鸡精、豉油皇调成汁。

③ 取一个大盘，将粉丝铺在盘中，然后摆上鲍鱼壳，将鲍鱼肉放在壳上，浇上调味汁。

④ 锅内加水烧开，将鲍鱼放入蒸锅上，大火蒸10分钟，撒上葱花即可。

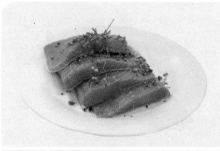

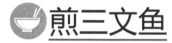

降压功效	三文鱼的脂肪多为不饱和脂肪酸，这种脂肪酸能调节人体血脂的浓度，降低血液中的胆固醇含量。常吃三文鱼能降低患高血脂的几率，从而减少患高血压的风险。
其他功效	三文鱼油中含有丰富的维生素D，维生素D能促进人体对钙质的吸收利用，有助于身体的生长发育。三文鱼不仅能降低人们患糖尿病等慢性疾病的发病概率，还能缓解水肿，改善消化不良症。
最佳搭配	▽三文鱼+西红柿　▶　延缓衰老，滋润肌肤
禁忌搭配	⊗三文鱼+含维生素C的食物　▶　易中毒

🥣 煎三文鱼

● **材料**　三文鱼400克

■ **调料**　食用油、盐、料酒、黑胡椒粉各适量

◆ **做法**

① 三文鱼洗净，切大片，装入盘中，加适量盐、料酒腌渍15分钟。

② 油锅烧热，调中小火，放入三文鱼煎熟，撒上黑胡椒粉即可。

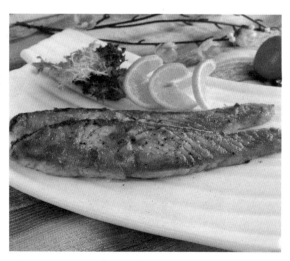

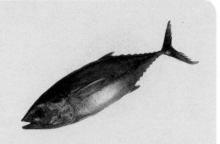

金枪鱼

降压功效	金枪鱼富含肌红蛋白和细胞色素等多种营养成分，其所含的脂肪酸多为不饱和脂肪酸，对降血压、降胆固醇具有显著效果，是心血管疾病患者的理想食物。金枪鱼还含有钾，能有效抑制人体因摄入过量钠而导致的血压上升。
其他功效	金枪鱼肉易被人体消化吸收，常吃不仅能补充铁，还能预防贫血；金枪鱼富含牛磺酸等物质，能减少血液中的脂肪，促进肝细胞再生，保护肝脏，减少患肝病的概率。经常食用金枪鱼能改善思维，减缓老人记忆力衰退的速度。
最佳搭配	▽ 金枪鱼+白兰地酒 ▶ 去除鱼腥味
禁忌搭配	⊗ 金枪鱼+啤酒 ▶ 引发痛风症 ⊗ 金枪鱼+枣干 ▶ 引发腰痛

 ## 金枪鱼蔬菜沙拉

● **材料** 金枪鱼罐头80克，西蓝花50克，菜花50克，小西红柿50克，圆生菜1颗，紫甘蓝200克

■ **调料** 沙拉酱、白芝麻、盐、白胡椒粉各适量

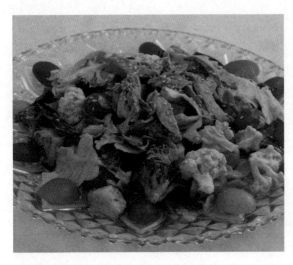

◆ **做法**

① 将金枪鱼手撕成小块；西蓝花去根，洗净，掰小朵；菜花洗净，掰小朵；小西红柿洗净，切两半；圆生菜洗净，撕片；紫甘蓝洗净，撕片。

② 锅内加水烧沸，分别将西蓝花、菜花入沸水中焯一下，捞出，沥干水。

③ 将金枪鱼块、西红柿、圆生菜片、西蓝花、菜花、紫甘蓝片放入一个大容器内。

④ 加入沙拉酱，盐、白胡椒粉拌匀，撒上白芝麻即可。

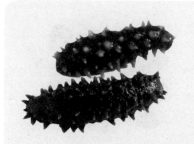
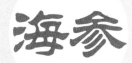

降压功效	海参中含有钒、锰、钾、铜、维生素B$_3$、牛黄酸等，可以影响体内的脂肪代谢过程，具有防止血脂升高的作用。
其他功效	海参能促进人体发育；提高人体免疫功能；增强记忆力；缓解大脑疲劳；预防老年痴呆；抗衰老；防治癌症、前列腺炎和尿路感染等疾病。
最佳搭配	▽海参+羊肉　▶　润燥，养血
禁忌搭配	⊗海参+山楂　▶　不易被人体消化吸收 ⊗海参+石榴　▶　不易被人体消化吸收 ⊗海参+柿子　▶　不易被人体消化吸收

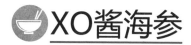

XO酱海参

● **材料**　海参200克，青尖椒100克

■ **调料**　食用油、XO酱、葱段、姜片各适量

◆ **做法**

① 海参洗净，用温水泡发，切片，入沸水中煮透，捞出沥干水；青椒洗净，切段。

② 油锅烧热，放入葱段、姜片爆香，再放入XO酱煸香，然后倒入海参煸炒入味，盛出。

③ 另起油锅将青椒段入锅煸炒熟，再放入海参翻炒熟即可。

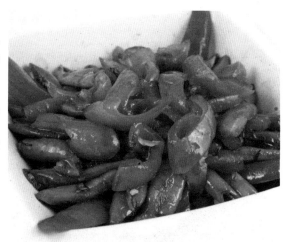

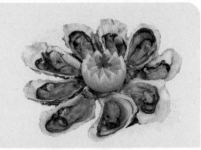

牡蛎

降压功效	牡蛎含有丰富的营养物质，如维生素、矿物质和微量元素等，其中，牛磺酸能降低血压，降低胆固醇。此外，牡蛎中的氨基乙磺酸还具有降低血液胆固醇浓度的作用。常吃牡蛎，能防治动脉硬化、高血压病。
其他功效	牡蛎能增强肝功能，增强体力；提高肝脏解毒能力；治疗缺铁性贫血；防治皮肤干燥，促进皮肤的新陈代谢，分解黑色素。
最佳搭配	⊘牡蛎+鸡蛋　▶　促进骨骼的生长 ⊘牡蛎+豆瓣酱　▶　去除腥味
禁忌搭配	⊗牡蛎+啤酒　▶　导致痛风 ⊗牡蛎+芹菜　▶　降低人体对锌的吸收

 ## 蒜蓉烤牡蛎

●**材料**　牡蛎500克，大蒜1头

■**调料**　食用油、盐、鸡精各适量

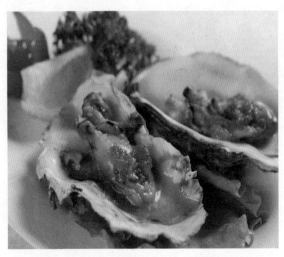

◆**做法**

① 牡蛎撬开，洗净，摆盘。

② 大蒜去皮，捣碎，加入适量盐、鸡精放在牡蛎上，然后滴几滴油。

③ 将牡蛎放入烤箱，上下火力烤10分钟即可。

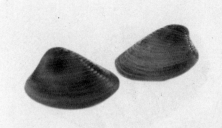

蛤蜊

降压功效	蛤蜊含有的牛磺酸能抑制血小板凝集，降低血脂，维持人的正常血压，防治动脉粥样硬化。
其他功效	蛤蜊肉含有大量钙，是良好的钙源；蛤蜊含有维生素B$_{12}$，这种成分能促进血液代谢，防治贫血。蛤蜊是一种低脂肉类，是减肥者的不错选择。
最佳搭配	▽ 蛤蜊+豆腐　▶　去热寒
禁忌搭配	⊗ 蛤蜊+芹菜　▶　影响人体对维生素的吸收 ⊗ 蛤蜊+橙子　▶　影响人体对维生素C的吸收 ⊗ 蛤蜊+田螺　▶　引起腹胀

 丝瓜炒蛤蜊

● **材料**　蛤蜊500克，丝瓜1根，红尖椒1个

■ **调料**　食用油、盐、料酒、胡椒粉、葱花、姜末、淀粉各适量

◆ **做法**

① 提前将蛤蜊用盐水浸泡2小时，期间多换几次水，冲洗干净，入沸水中焯一下。

② 丝瓜去皮，洗净，切块；红尖椒洗净切片。

③ 油锅烧热，放入葱花、姜末爆香，然后放入蛤蜊，倒入适量料酒翻炒。

④ 盖上锅盖烧2分钟，放入丝瓜块、辣椒片翻炒，加适量盐、胡椒粉调味，用淀粉勾芡即可。

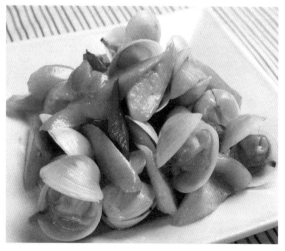

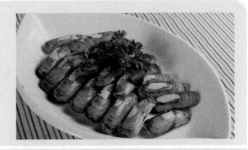

降压功效	蛏子富含蛋白质、钙、铁、硒等多种营养成分，其中硒具有抗氧化、清垃圾的作用，能将动脉硬化块氧化，调节体内胆固醇，并降低血液的黏度，对预防高血压等心血管疾病的发生具有显著疗效。
其他功效	蛏子含有丰富的锌、锰，常吃蛏子有利于补充大脑营养，能起到健脑益智的作用。
最佳搭配	▽ 蛏子+白葡萄酒 ▶ 杀菌
禁忌搭配	✕ 蛏子+啤酒 ▶ 易导致痛风

 # 蛏子烩豆腐

● **材料**　蛏子300克，豆腐200克

■ **调料**　食用油、盐、料酒、姜片、蒜末、葱花、鸡精、白胡椒粉、生抽各适量

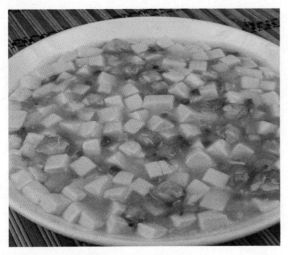

◆ **做法**

① 蛏子去壳，将肉冲洗几遍，然后用盐水泡30分钟，捞出，去黏膜；豆腐洗净，切小块。

② 油锅烧热，放入蒜末、姜片爆香，将蛏子肉入锅翻炒。

③ 放入豆腐煸炒几下，加适量料酒、生抽、清水烧开。

④ 加适量盐、鸡精、白胡椒粉调味，撒上葱花即可。

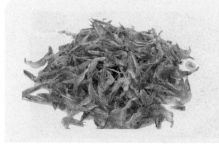

虾皮

降压功效	虾皮富含镁，这种元素能调节心脏活动，保护心血管系统，并减少血液中胆固醇的含量，可有效预防高血压、动脉硬化和心肌梗死等心血管疾病。
其他功效	虾皮具有镇定作用，对防治神经衰弱、神经功能紊乱起着重要作用。虾皮能帮助老年人预防因缺钙而引起的骨质疏松症，同时还能增强食欲，增强身体素质。
最佳搭配	▽虾皮+豆腐 ▶ 提高营养价值
禁忌搭配	⊗虾皮+韭菜 ▶ 影响人体对营养物质的吸收 ⊗虾皮+菠菜 ▶ 影响人体对钙的吸收

🍲 虾皮冬瓜条

●**材料** 虾皮50克，冬瓜500克，胡萝卜1根

■**调料** 食用油、盐、鸡精、葱花、蒜末、姜末、淀粉各适量

◆ **做法**

①冬瓜去皮，洗净切条；胡萝卜洗净切条；虾皮洗净。

②油锅烧热，放入葱花、蒜末、姜末爆香，将冬瓜条、胡萝卜条入锅煸炒。

③加少许盐，大火炒至冬瓜变软时，倒入虾皮炒熟，调入鸡精，用淀粉勾芡即可。

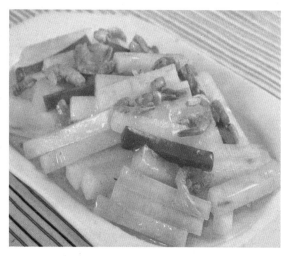

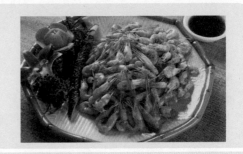

河虾

降压功效	河虾含有丰富的镁，镁元素能调节心脏活动，并保护心血管系统，降低胆固醇含量，有效防治动脉硬化、高血压。
其他功效	河虾的营养价值极高，能提高人体免疫力，抗早衰，补肾壮阳，增强性功能；河虾还具有通乳汁的作用；河虾肉质松软，易被人体消化吸收，是身体虚弱、病愈者调养的最佳食品。
最佳搭配	♡ 河虾+燕麦 ▶ 保护心脏，解毒
禁忌搭配	⊗ 河虾+洋葱 ▶ 易形成结石 ⊗ 河虾+葡萄 ▶ 降低蛋白质的营养，引起人体不适

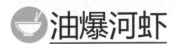 油爆河虾

● **材料** 河虾400克

■ **调料** 食用油、盐、酱油、料酒、葱段各适量

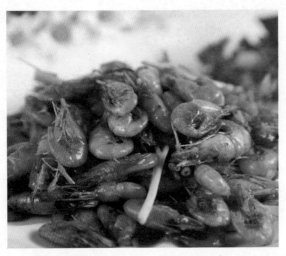

◆ **做法**

① 将虾钳、虾须剪掉，洗净沥干。

② 油锅烧热，油温达九成热时，将河虾入锅，期间要用勺子不停拨动。

③ 炒至虾肉与虾壳脱离时，捞出。

④ 锅内留少许炸虾的油，将葱段入锅爆香，然后加入河虾，再加入料酒、酱油翻炒至熟，加入适量盐调味即可。

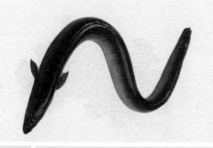

降压功效	泥鳅是低脂肪、低胆固醇、高蛋白食物，且含有一种不饱和脂肪酸，类似于廿碳戊烯酸，具有抗血管衰老的作用，适合高血压病人食用。
其他功效	泥鳅所含的亚精胺是构成精子的主要成分，能促进人体胚胎细胞的数量和发育；泥鳅能延缓衰老，增强皮肤的弹性；泥鳅富含的核苷能提高人体抗病毒能力。
最佳搭配	▽泥鳅+豆腐　▶　均衡营养
禁忌搭配	⊗泥鳅+螃蟹　▶　功能相反 ⊗泥鳅+河蟹　▶　容易引起中毒

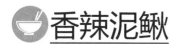 香辣泥鳅

● **材料**　泥鳅500克

■ **调料**　食用油、盐、辣椒粉、花椒粉、酱油、白糖、葱段、姜片、料酒、鸡精、白芝麻各适量

◆ **做法**

①将泥鳅去除肠肚，加盐冲洗净，然后用适量盐、姜片、葱段、料酒腌渍30分钟。

②油锅烧热，将泥鳅入锅炸至金黄色，装盘。

③锅内留底油，放入葱段、姜片爆香，然后放入泥鳅，调入适当料酒、盐、白糖、酱油、水。

④中火烧开，收汁，加入辣椒粉、花椒粉、鸡精调味，撒上白芝麻即可。

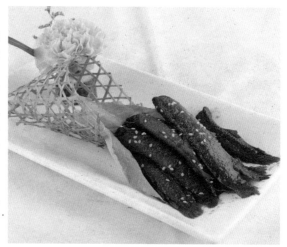

菌类 ▶

黑木耳

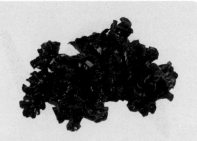

降压功效	黑木耳富含腺嘌呤核苷，这种成分能有效抑制血小板凝集，溶解血栓，稳定血压。此外，黑木耳中还含有丰富的膳食纤维、多醣体、纤维素和果胶等成分，这些成分能促进人的肠胃蠕动，有效降低血脂，帮助人体排出胆固醇。
其他功效	黑木耳含有丰富的铁；常吃能补血养颜，滋润肌肤，防止缺铁性贫血；黑木耳含有的维生素K能减少血液凝块，防治冠心病。
最佳搭配	⊘黑木耳+红枣 ▶ 养血，补气 ⊘黑木耳+猪血 ▶ 增强体质
禁忌搭配	⊗黑木耳+海螺 ▶ 引起腹胀 ⊗黑木耳+白萝卜 ▶ 导致皮炎

 ## 小炒黑木耳

● **材料** 黑木耳50克，虾仁20克，红椒1根

■ **调料** 食用油、盐、酱油、姜片、葱段各适量

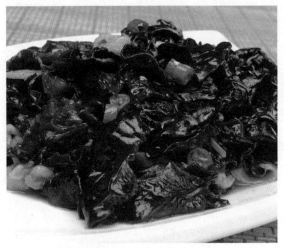

◆ **做法**

① 将木耳泡发后，去蒂，洗净，撕小片；虾仁洗净，在沸水中焯一下；红椒洗净切段。

② 油锅烧热，放入姜片、红椒、葱段爆香，然后倒入虾仁煸炒，盛出。

③ 另起油锅，放入黑木耳煸炒，倒入虾仁，调入适量盐、酱油炒匀即可。

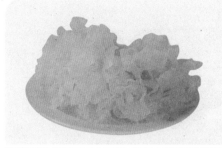

银耳

降压功效	银耳含有丰富的钙、镁、钾，其中，钙能调节心律，降低心血管的通透性，钾能降低血压，维持正常心律。银耳含有丰富的膳食纤维，这种纤维能刺激肠胃蠕动，减少人体对脂肪的吸收，从而改善高血压病患者的动脉粥样硬化。
其他功效	银耳能提高肝脏的解毒能力，能辅助治疗老年慢性支气管炎、肺原性心脏病；银耳含有丰富的硒，能增强机体抗癌的免疫力；银耳能防止钙质的流失，促进身体生长发育。银耳含有丰富的胶质，常吃能去除脸部的黄褐斑、雀斑。
最佳搭配	⊘银耳+鸭蛋 ▶ 补脑，滋肾 ⊘银耳+冰糖 ▶ 润肺，滋补
禁忌搭配	⊗银耳+白萝卜 ▶ 容易引发皮炎 ⊗银耳+菠菜 ▶ 易结成难溶性化合物，不易消化

枸杞银耳汤

●**材料**　银耳25克，枸杞10克

■**调料**　冰糖适量

◆**做法**

①将银耳用温水泡发，去蒂，撕小片；枸杞洗净。

②将银耳片、枸杞放入锅中，加适量水，炖煮30分钟。

③调入冰糖，煮至溶化即可。

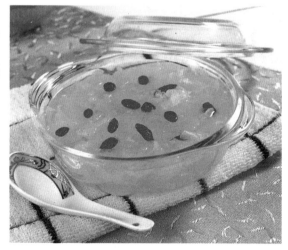

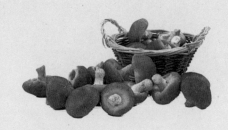

香菇

降压功效	香菇含有大量胆碱、嘌呤、酪氨酸、氧化酶和一些核酸物质，这些成分具有降血压、降胆固醇、降脂的作用，能有效防治动脉硬化、肝硬化等病症。
其他功效	香菇含有多糖，能提高身体的免疫功能。香菇的水提取物能清除进入人体的过氧化氢。香菇还能防治糖尿病、神经炎、肺结核等疾病。
最佳搭配	▽ 香菇+木瓜 ▶ 降压，降脂 ▽ 香菇+豆腐 ▶ 健脾益胃，增进食欲
禁忌搭配	✕ 香菇+西红柿 ▶ 破坏胡萝卜素 ✕ 香菇+鹌鹑蛋 ▶ 脸部容易长黑斑

 ## 辣椒香菇小炒

● **材料** 香菇200克，青尖椒、红尖椒各2个

■ **调料** 食用油、料酒、酱油、盐、鸡精、米醋、胡椒粉、蒜片各适量

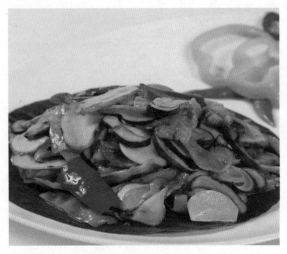

◆ **做法**

① 将香菇用水浸泡15分钟，去蒂，洗净沥干，切片；青、红椒去籽，洗净切片。

② 油锅烧热，放入蒜片爆香，倒入香菇片煸炒断生，盛出。

③ 另起油锅，放入青、红椒片煸炒，然后倒入香菇片，调入适量盐、料酒、酱油、米醋翻炒至熟。

④ 用淀粉勾芡，撒上胡椒粉即可。

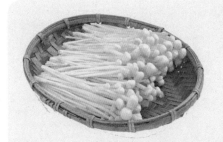

金针菇

降压功效	金针菇含高钾、低钠，能抑制血脂升高，降低血压，具有防治高血压病等心脑血管疾病的作用。金针菇含有的蛋白质、氨基酸、维生素和微量元素能有效增强人体免疫功能，促进人体新陈代谢。
其他功效	金针菇能增强智力，促进儿童智力发育；金针菇含有的朴菇素能增强人体免疫力，抵御癌细胞生长，常吃金针菇能有效防治肝脏疾病、肠胃道溃疡；金针菇具有抗菌消炎、排出体内重金属毒素的作用。
最佳搭配	♡ 金针菇+油菜　▶　防治胃癌、大肠癌 ♡ 金针菇+西蓝花　▶　防治癌症
禁忌搭配	✖ 金针菇+驴肉　▶　容易导致心痛 ✖ 金针菇+牛奶　▶　导致消化不良

 # 葱油金针菇

● 材料　金针菇300克，香葱1棵，胡萝卜半根

■ 调料　盐、酱油、醋、鸡精、香油、白糖、香油各适量

◆ 做法

① 将金针菇去根，洗净，入沸水中焯熟，捞出过凉水；香葱洗净切末；胡萝卜洗净切丝。将金针菇、胡萝卜丝放入一个大碗内拌匀。

② 油锅烧热，加入两勺香油，油温至七成热时，将油浇在葱末上，制成葱油。

③ 用适量醋、酱油、盐、白糖、鸡精调成汁浇在金针菇上。

④ 把葱油浇在金针菇上即可。

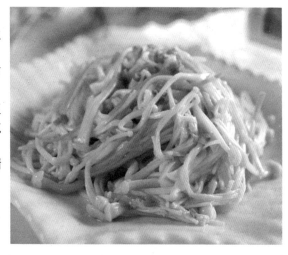

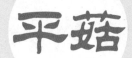

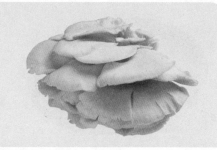

降压功效	平菇性味甘、温，常吃平菇能改善人体的新陈代谢，调节植物神经，降低胆固醇，降低血压，对防治高血压具有明显效果。
其他功效	平菇能促进大脑发育，抑制肿瘤细胞的生长，增强人体免疫力，防治腰腿疼痛、手脚麻木。
最佳搭配	▽平菇+冬瓜　▶　利湿 ▽平菇+西蓝花　▶　防治癌症
禁忌搭配	✖平菇+驴肉　▶　容易引发心绞痛

 # 牡蛎平菇汤

●**材料**　鲜牡蛎肉300克，平菇150克

■**调料**　姜片、盐、鸡精各适量

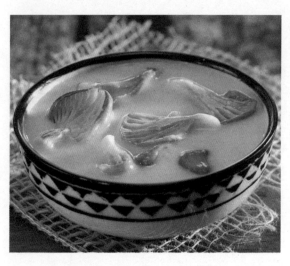

◆**做法**

①将平菇去根，洗净，撕片；牡蛎肉洗净。

②锅内加水烧沸，放入姜片、平菇片煮15分钟，然后放入牡蛎肉煮熟。

③加入盐、鸡精调味即可。

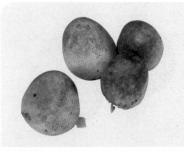

草菇

降压 功效	草菇含有优质蛋白质、膳食纤维、维生素C、钙、磷、钾、多种氨基酸等营养成分，其中钾元素能促进人体排出钠盐，起到辅助降压的作用。
其他 功效	草菇能提高机体免疫力，具有解毒、抑制癌细胞生长的作用。
最佳 搭配	♡草菇+猪肉　▶　补脾益肾
禁忌 搭配	无禁忌

 # 草菇响螺片

● **材料**　响螺肉400克，草菇200克，青椒、红椒各1个，白果10粒

■ **调料**　食用油、盐、鸡精、蒜片、姜片、蚝油、生抽、淀粉、料酒各适量

◆ **做法**

① 将响螺肉洗净，用沸水汆一下，切片；草菇洗净切片；青、红椒去籽洗净，切片；白果洗净，入沸水中焯至断生。

② 油锅烧热，放入姜片、蒜片爆香，然后放入辣椒片、草菇片、白果煸炒出香味。

③ 倒入响螺片，加适量生抽、料酒、蚝油翻炒均匀，加入盐、鸡精调味，用淀粉勾芡即可。

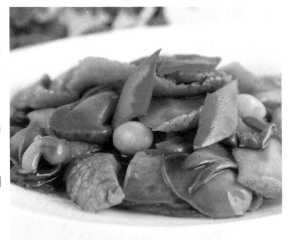

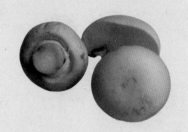

口蘑

降压功效	口蘑含有丰富的蛋白质、膳食纤维、铁、钾、硒、铜等人体所需养分，其中，硒、钾、铜等元素都有降压，防治心脑血管疾病的作用。口蘑能降低因缺硒而引起的血压升高、血液黏度，调节甲状腺，提高机体免疫力。
其他功效	口蘑能保护肝脏，美容减肥，防治骨质疏松。
最佳搭配	▽口蘑+冬瓜 ▶ 利湿
禁忌搭配	✕口蘑+味精 ▶ 鲜味流失

 # 板栗鲜口蘑

●**材料** 板栗仁100克，口蘑400克，青、红椒各1个

■**调料** 食用油、盐、生抽、蒜片、淀粉各适量

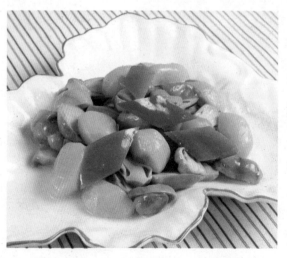

◆**做法**

① 将板栗仁洗净；口蘑洗净切片；青、红椒洗净，去籽，切片。

② 油锅烧热，放入蒜片爆香，然后倒入口蘑片煸炒断生，盛出。

③ 锅内留底油，放入板栗煸炒片刻，倒入口蘑片翻炒，再倒入青、红椒片炒熟。

④ 加入适量盐、生抽调味，用淀粉勾薄芡即可。

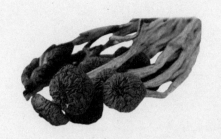

茶树菇

降压功效	茶树菇含有多种氨基酸和丰富的维生素B族，其矿物质如铁、钾、锌、硒等的含量要高于其他菌类。这些矿物元素进入人体内有利于降压，能够有效防治高血压病、冠心病等心血管疾病。
其他功效	茶树菇具有增强人体免疫功能、抑制癌症、延缓衰老的作用。
最佳搭配	♡茶树菇+鸡肉　▶　促进人体对蛋白质的吸收
禁忌搭配	无禁忌

 # 茶树菇炒鱼柳

● **材料**　茶树菇150克，鱼柳150克，青椒、红椒各1个

■ **调料**　食用油、盐、鸡精、料酒、胡椒粉、淀粉、叉烧酱各适量

◆ **做法**

① 将茶树菇洗净切段，入沸水中焯至断生；鱼柳洗净，用适量盐、鸡精、淀粉上浆；青、红椒洗净切片。

② 油锅烧热，油温达三成热时，将上浆后的鱼柳入锅煸熟，盛出。

③ 另起油锅，放入叉烧酱翻炒，倒入茶树菇段、辣椒片翻炒，然后倒入鱼柳，加适量料酒翻炒。

④ 调入适量盐、胡椒粉炒匀，加入鸡精调味即可。

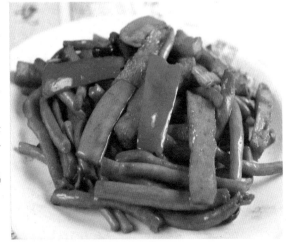

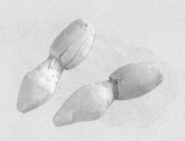

鸡腿菇

降压功效	鸡腿菇含有的纤维素能刺激胃肠蠕动，促进消化，防治便秘。鸡腿菇还含有多种维生素和矿物质，这些成分能参与人体内的糖代谢，具有降低血糖、调节血脂、改善动脉粥样硬化的作用，适合高血压患者食用。
其他功效	鸡腿菇有维持机体免疫机能、镇静安神、防治糖尿病的功效。
最佳搭配	♡鸡腿菇+竹荪 ▶ 提高人体对营养素的吸收率
禁忌搭配	无禁忌

 # 鸡腿菇炒牛柳

●**材料** 鸡腿菇200克，牛柳300克，青椒、红椒各1个

■**调料** 食用油、盐、蚝油、料酒、生抽、鸡精、胡椒粉、淀粉各适量

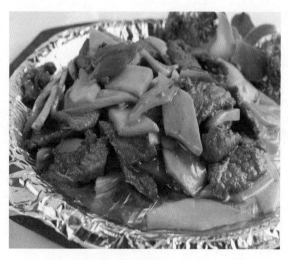

◆**做法**

①将鸡腿菇洗净切片，入沸水中焯2分钟，过凉水，沥干；青、红椒洗净切片；牛柳洗净，用淀粉、盐、料酒、生抽腌渍1小时。

②油锅烧热，放入腌渍的牛柳，滑熟。

③另起油锅，放入鸡腿菇、辣椒片煸炒断生，倒入牛柳翻炒片刻。

④加适量蚝油、料酒翻炒熟，调入适量鸡精、盐、胡椒粉，用淀粉勾芡即可。

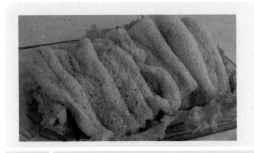

竹荪

降压功效	竹荪富含氨基酸、维生素、多种矿物质。常吃竹荪能保护肝脏，减少腹部脂肪的堆积，从而起到降压、降脂、减肥的作用。
其他功效	竹荪具有益气补脑、宁神健体、抑制癌细胞的功效。
最佳搭配	◯竹荪+百合　▶　清肺止咳
禁忌搭配	无禁忌

竹荪扒海蜇

●**材料**　海蜇100克，竹荪100克，小红椒3个

■**调料**　盐、葱花、料酒、花椒油、淀粉各适量

◆**做法**

① 将海蜇用90度水汆至六成熟，捞出用温水洗净，切片；将竹荪用温水泡发，捞出洗净；小红椒洗净切段。

② 将竹荪、红椒段、葱花放在砂锅内，然后再放入海蜇，加入适量水、盐、料酒盖上锅盖。

③ 将砂锅放旺火上烧3分钟，然后改小火焖10分钟，打开锅盖，将海蜇、竹荪取出扣在汤盘中。

④ 将砂锅放在中火上，加适量花椒油，烧热，去浮沫，然后加入淀粉勾芡，最后将汤汁倒在竹荪上即可。

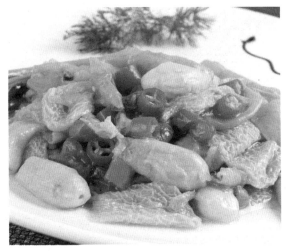

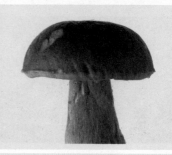

黄牛肝菌

降压功效	黄牛肝菌含有16种氨基酸、多种矿物质元素、腺嘌呤等成分，适合高血压病患者食用。
其他功效	黄牛肝菌具有清热解烦、养血和中、促进消化的作用。
最佳搭配	可以与各种食材搭配食用
禁忌搭配	无禁忌

 ## 香辣牛肝菌

●**材料** 黄牛肝菌300克，青椒、红椒各2个

■**调料** 食用油、盐、鸡精、蒜片、干辣椒段各适量

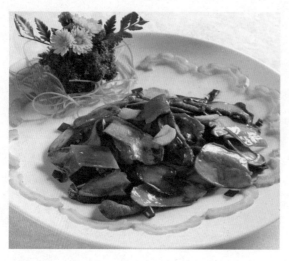

◆ **做法**

① 将黄牛肝菌洗净，去根，切薄片；青、红椒去籽，去柄，洗净切片。
② 油锅烧热，放入蒜片、干辣椒段稍炸一下，待油温达九成热时，倒入黄牛肝菌片、辣椒片翻炒。
③ 加入适量盐、鸡精调味即可。

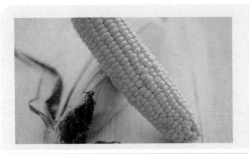

降压功效	玉米富含钙质，具有降压的功效，并且能促进细胞分裂，降低胆固醇，阻止胆固醇堆积在血管壁上，因此，玉米能有效防治高血压、动脉粥样硬化、冠心病、高血脂等症。
其他功效	玉米有抗癌、增强记忆力、滋润皮肤、延缓衰老、明目的功效。
最佳搭配	◯ 玉米+鸽肉　▶　防治神经衰弱 ◯ 玉米+松子　▶　防治癌症
禁忌搭配	✖ 玉米+田螺　▶　易中毒 ✖ 玉米+海螺　▶　引起身体不适

松子玉米

●**材料**　玉米粒300克，去壳熟松子20克，胡萝卜1根

■**调料**　食用油、盐、鸡精、葱花、白糖、淀粉各适量

◆**做法**

① 将玉米粒洗净放入沸水中焯5分钟，捞出沥干；胡萝卜洗净切丁。

② 油锅烧热，放入葱花爆香，然后放入玉米粒、胡萝卜丁、松子煸炒2分钟。

③ 加入适量盐、白糖、鸡精调味，用淀粉勾芡即可。

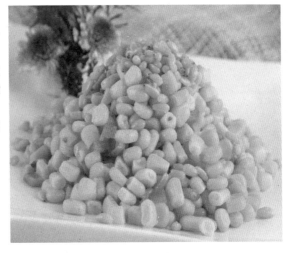

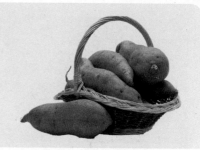

红薯

降压功效	红薯含有丰富的钾、维生素C、维生素B$_6$、β–胡萝卜素、叶酸，常吃红薯能有效预防心血管疾病。其中，钾能帮助人体平衡细胞液体和电解质，并能增强血液和心脏的功能。
其他功效	红薯能预防结肠癌和乳腺癌；红薯能刺激肠道蠕动，防止便秘；红薯还具有止血、降糖、提高机体免疫力的作用；红薯能抑制黑色素的生长，可防止老人斑、雀斑出现，并抑制肌肤老化，使肌肤保持弹性。
最佳搭配	▽红薯+糙米 ▶ 减肥 ▽红薯+芹菜 ▶ 降压
禁忌搭配	⊗红薯+鸡肉 ▶ 引起腹痛 ⊗红薯+西红柿 ▶ 易得结石病

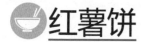 红薯饼

● **材料** 红薯500克

■ **调料** 食用油、糯米粉、小米面、白糖、面包糠各适量

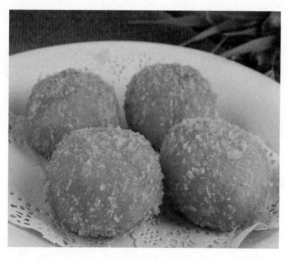

◆ **做法**

① 将红薯洗净放入锅中，加水蒸熟，取出去皮，压成红薯泥。

② 在红薯泥中放入适量糯米粉、小米面、白糖、水揉匀。

③ 取适量薯泥做成丸子，然后压成饼状。

④ 油锅烧热，油温达八成热时，放入红薯饼炸8分钟，期间要不停翻动，直至煎熟捞出，裹上面包糠即可。

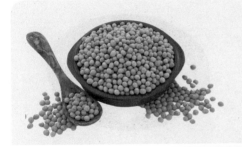
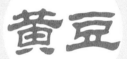

降压功效	黄豆富含钾元素，这种元素能促使钠盐排出体外，从而起到辅助降压的作用。高血压患者常吃黄豆，能及时补充钾元素。
其他功效	黄豆能阻止肝脏内脂肪堆积，预防因肥胖而引起的脂肪肝；黄豆含有的大豆异黄酮是具有雌激素活性的植物性雌激素，能延缓衰老，使皮肤保持弹性，能促进骨骼生成，预防老年痴呆症，并能增强人体免疫力。
最佳搭配	✅ 黄豆+鸡蛋　▶　降低胆固醇 ✅ 黄豆+小米　▶　有利于人体对营养素的吸收
禁忌搭配	❌ 黄豆+菠菜　▶　抑制铜的析放量 ❌ 黄豆+虾皮　▶　导致消化不良

番茄黄豆

●**材料**　黄豆200克，番茄酱1袋

■**调料**　盐适量

◆**做法**

①将黄豆用清水泡8小时，洗净。

②锅内加水，黄豆放入锅内，水以没过黄豆为准，先大火然后改中火炖至黄豆熟烂。

③黄豆熟后加入适量盐、番茄酱，改大火收汁，盛出即可。

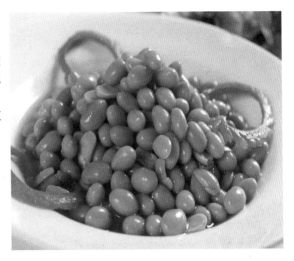

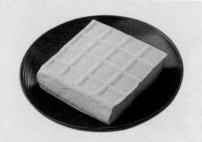

豆腐

降压功效	豆腐营养丰富，富含钙、铁、镁等微量元素和氨基酸，不含胆固醇。此外，豆腐还能抑制胆固醇的摄入量。
其他功效	豆腐具有预防骨质疏松、前列腺、乳腺癌的作用；豆腐含有的皂苷能及时清除人体内自由基，抑制癌细胞的生长，还能阻止血小板凝聚，有效预防血栓的形成；豆腐能为人体提供充足养分，促进消化，增强食欲。
最佳搭配	▽豆腐+蛤蜊 ▶ 去热寒 ▽豆腐+芹菜 ▶ 清肠道，排毒
禁忌搭配	⊗豆腐+茭白 ▶ 易生成结石 ⊗豆腐+蜂蜜 ▶ 影响人体对钙的吸收

 # 麻婆豆腐

●**材料**　豆腐500克，青蒜1棵

■**调料**　食用油、盐、红油豆瓣酱、淀粉、料酒、鸡精、葱花、肉馅各适量

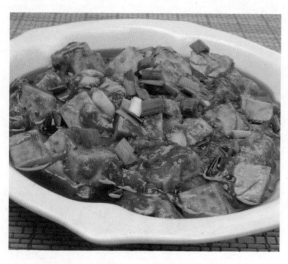

◆**做法**

① 将豆腐洗净切小块，加少量盐、料酒腌渍5分钟；将肉馅用盐、料酒腌渍20分钟；青蒜洗净，切小段。

② 锅内加水烧沸，加少量盐，放入豆腐块焯一下。

③ 油锅烧热，放入肉馅炒散，待肉馅变色后放入适量豆瓣酱，炒出红油后，放入葱花爆香，加适量水。

④ 将豆腐块入锅，盖上锅盖煮4分钟，大火收汁，用淀粉勾芡，加入适量鸡精调味，撒上青蒜段即可。

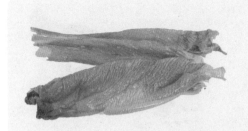

降压功效	腐竹含有的卵磷脂具有乳化、分解油脂的作用，并能促进血液循环，改善血清脂质，清除过氧化物，降低胆固醇，阻止脂肪堆积在血管内壁上，消散粥样硬化。常吃腐竹，能有效预防高血压病。
其他功效	腐竹能预防因缺钙而引起的骨质疏松，促进骨骼发育，对儿童、老人的骨骼生长大有益处；腐竹含有的大豆皂苷具有抗炎、防治溃疡的作用；腐竹含有大量谷氨酸，具有健脑的功效，能有效预防老年痴呆症。
最佳搭配	◇ 腐竹+白萝卜　▶　促进消化吸收 ◇ 腐竹+西芹　▶　抗疲劳
禁忌搭配	✕ 腐竹+葱　▶　影响人体对钙质的吸收 ✕ 腐竹+蜂蜜　▶　导致腹泻，损害听力

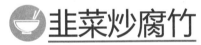 ## 韭菜炒腐竹

●**材料**　腐竹200克，韭菜300克，红尖椒1个

■**调料**　食用油、盐、鸡精各适量

◆**做法**

① 用凉水将腐竹泡发，洗净切段；韭菜择洗干净，切段；红椒洗净切条。

② 油锅烧热，放入腐竹、红椒条煸炒断生，然后放入韭菜。

③ 加入适量盐、鸡精调味，炒熟即可。

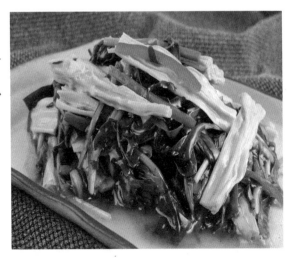

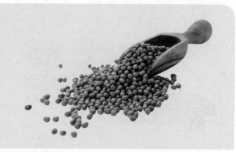

绿豆

降压功效	绿豆富含钾、镁。其中，钾元素能帮助人体排出多余钠盐，稳定血压。镁元素具有保护心血管的作用，能降低血脂。此外，绿豆还富含蛋白质，具有改善血管弹性和通透性等作用，适合高血压患者食用。
其他功效	绿豆既能补充水分，又能为人体补充无机盐，维持水液电解质平衡。绿豆能抑制荨麻疹等疾病，还能减少蛋白分解，保护肝肾。
最佳搭配	⊘绿豆+燕麦　▶　控制血糖含量 ⊘绿豆+豇豆　▶　清热解毒
禁忌搭配	⊗绿豆+狗肉　▶　引起腹胀

 绿豆粥

● **材料**　大米300克，绿豆100克

■ **调料**　白糖适量

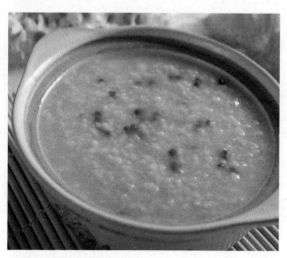

◆ **做法**

① 将大米淘洗几遍，洗净；绿豆去杂质，洗净。
② 将绿豆放入锅内，加水，大火烧沸，改小火焖煮40分钟，至绿豆熟烂。
③ 放入大米中火煮30分钟，至米粒开花为止，粥凉后拌入白糖即可。

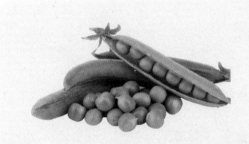
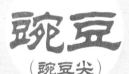

豌豆
（豌豆尖）

降压功效	豌豆含有大量钾，钾元素能帮助人体排出过量的钠盐，豌豆尖降低血压。此外，豌豆含有大量膳食纤维，能促进肠道蠕动，使大便保持通畅，这样就能有效避免因便秘而引发高血压。
其他功效	豌豆含有丰富的人体所需的营养物质，优质蛋白质的含量很高，能提高机体的抗病能力和恢复能力。豌豆含有丰富的胡萝卜素，常吃能防止致癌物的合成，阻止癌细胞的形成，从而降低患癌症的几率。
最佳搭配	▽豌豆+玉米　▶　补充蛋白质
禁忌搭配	✕豌豆+醋　▶　容易导致消化不良

🥣 胡萝卜拌豌豆

●**材料**　豌豆200克，胡萝卜1根，火腿肠50克

■**调料**　盐、生抽、鸡精各适量

◆**做法**

① 将豌豆剥皮，留粒，洗净；胡萝卜洗净切丁；火腿肠切丁。
② 锅内加水，烧沸，放入豌豆焯熟，捞出；将胡萝卜丁入沸水中焯一下，捞出。
③ 将豌豆粒拌入胡萝卜丁、火腿丁，加适量盐、生抽、鸡精调味即可。

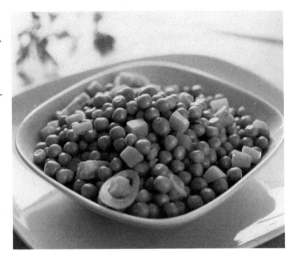

豌豆三鲜锅

●**材料**　豌豆300克，胡萝卜1根，虾仁50克，香菇20克

■**调料**　食用油、香油、盐、鸡精、姜片、葱段、淀粉各适量

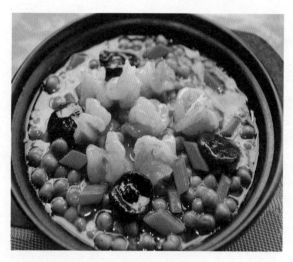

◆**做法**

①将豌豆去皮，留粒洗净；胡萝卜洗净切丁；虾仁洗净；香菇洗净，留菇面。

②油锅烧热，油温至五成热时，放入姜片、葱段爆香，加水烧开。

③将豌豆粒、胡萝卜丁、蘑菇、虾仁入锅烧开，调入盐烧熟。

④加入适量鸡精调味，用淀粉勾芡，淋上香油即可。

 # 清炒豌豆尖

●**材料**　豌豆尖500克

■**调料**　食用油、盐、鸡精、醋、蒜末各适量

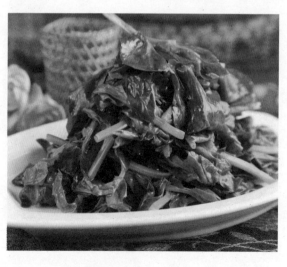

◆**做法**

①将豌豆尖洗净，沥干水。

②油锅烧热，倒入蒜末爆香，然后倒入豌豆尖快炒1分钟。

③加入适量盐、醋、鸡精调味即可。

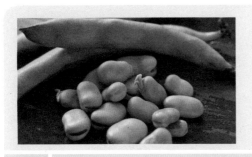 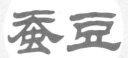

降压功效	蚕豆含有丰富的蛋白质，且不含胆固醇，有降压之效，对于预防心血管疾病、高血压具有明显疗效。
其他功效	蚕豆还具有防治动脉硬化、预防便秘、健脑、促进骨骼生长发育的作用。
最佳搭配	▽蚕豆+白菜　▶　增强机体抵抗力 ▽蚕豆+枸杞子　▶　清肝，去火
禁忌搭配	⊗蚕豆+海螺　▶　引起腹胀 ⊗蚕豆+田螺　▶　引起肠绞痛

🥣 五花肉炒蚕豆

● **材料**　五花肉200克，蚕豆粒100克，红尖椒1个

■ **调料**　食用油、盐、鸡精、生抽、蚝油、料酒各适量

◆ **做法**

① 将蚕豆粒洗净，入沸水中焯去豆腥味，捞出，放入凉水中泡5分钟。

② 将五花肉洗净，切薄片，用盐、生抽、料酒腌制15分钟；红尖椒洗净，去籽，切薄片。

③ 油锅烧热，放入红椒片爆香，然后放入五花肉煸炒断生，盛出。

④ 锅内留底油，放入蚕豆粒煸炒片刻，倒入五花肉片，加入适量生抽、蚝油炒熟，加入盐、鸡精调味即可。

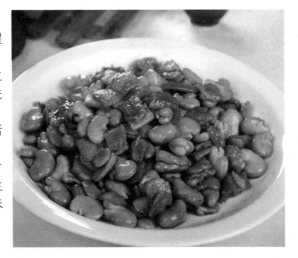

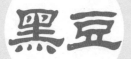

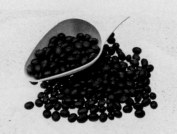

降压功效	黑豆含有丰富的大豆蛋白、亚油酸、卵磷脂，这些成分能降低人体胆固醇的含量。其中，亚麻酸能软化血管，促进血液循环，降低血压。
其他功效	黑豆还有预防中老年骨质疏松、缓解便秘、健脑益智的作用。
最佳搭配	♡黑豆+红糖 ▶ 活血行经，滋补肝肾，美容乌发 ♡黑豆+柿子 ▶ 降压，清热除烦 ♡黑豆+牛奶 ▶ 促进人体对维生素B$_{12}$的吸收
禁忌搭配	✗黑豆+茄子 ▶ 影响人体健康

 # 蜜汁黑豆

● **材料** 黑豆400克

■ **调料** 冰糖40克，白糖适量

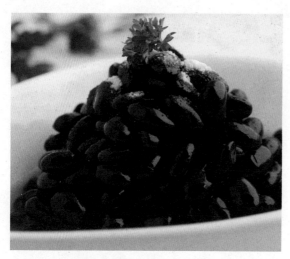

◆ **做法**

① 将黑豆用清水泡发8个小时，捞出洗净。

② 锅内加水，将黑豆放入锅内，加冰糖，大火烧开，改小火炖。

③ 黑豆煮熟，收汁，撒上白糖即可。

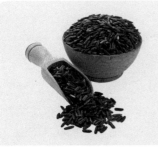
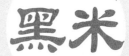

降压功效	黑米含有丰富的钾、镁等矿物质，这些成分有利于控制血压，降低患心脑血管疾病的风险。所以，黑米非常适合心血管疾病患者和糖尿病患者食用。
其他功效	黑米外皮含有花青素类色素，这种色素具有抗衰老作用。此外，黑米还含有丰富的黄酮活性物质，能有效防治动脉硬化。
最佳搭配	♡黑米+大米 ▶ 健脾开胃，明目
禁忌搭配	无禁忌

 # 秘制黑米糕

●**材料** 黑米300克

■**调料** 糯米粉、绵白糖各适量

◆**做法**

① 将黑米洗净，用清水泡8小时以上，捞出冲洗，用粉碎机打碎，越细越好，加少许糯米粉、绵白糖，再加少量水拌匀。

② 在蒸笼上铺一块纱布，将拌好的黑米粉一层一层撒上。

③ 锅内水烧开后，将撒好的黑米粉上蒸锅，蒸30分钟即可，出锅后可以根据自己喜欢的形状用模具制作出来。

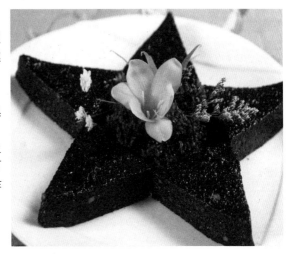

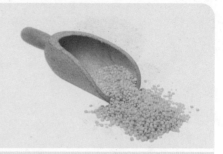

小米

降压功效	小米含有丰富的蛋白质、维生素、矿物质。常吃小米，对预防高血压、皮肤病、炎症具有一定疗效。此外，小米是高钾低钠谷物，膳食纤维丰富，因此，很适合高血压患者食用。
其他功效	小米能减轻皱纹、色斑，缓解色素沉着；预防胎儿痴呆或者智力降低，防止骨骼发育延缓等症；清除口臭，减少口中细菌滋生；治疗脚气病、神经炎、失眠、头痛；防止反胃。此外，小米还具有滋阴养血的作用。
最佳搭配	⊘小米+鸡蛋 ▶ 促进人体对蛋白质的吸收 ⊘小米+黄豆 ▶ 有利于人体对营养素的吸收
禁忌搭配	⊗小米+杏仁 ▶ 容易引起腹泻、呕吐

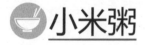 小米粥

● 材料　小米100克

■ 调料　白糖适量

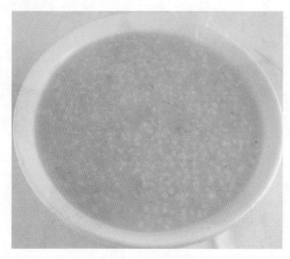

◆ 做法

① 将小米洗净。
② 锅内加水烧开，放入洗净的小米，先煮沸，然后改文火熬煮30分钟以上。
③ 米入锅后，要不停搅动，直至米成花状时，调入白糖搅匀即可。

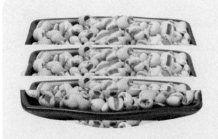

薏米

降压功效	薏米的根含有薏米醇，不仅能滋补、抗癌，还具有降压、利尿、解热的作用。此外，薏米富含水溶性纤维素，这种成分能降低血液中胆固醇、三酰甘油的含量，对预防高血压、高脂血症具有显著疗效。
其他功效	薏米具有抑制癌细胞增殖的作用，能够减少癌症发病率；薏米能促进人体新陈代谢，减少胃肠负担，经常食用可治疗消化不良、慢性肠炎等症。常吃薏米，能防止脱发，使头发保持光滑柔软。
最佳搭配	▽ 薏米+肉类 ▶ 减少人体对脂肪的吸收
禁忌搭配	✖ 薏米+菠菜 ▶ 破坏维生素C

 ## 薏米花生粥

●**材料** 薏米200克，去皮熟花生仁150克

■**调料** 蜂蜜适量

◆**做法**

① 将薏米用清水浸泡几小时，捞出洗净；花生仁洗净捣碎。

② 将薏米放入砂锅中，大火煮沸，改文火煮30分钟。

③ 粥煮至浓稠时，装碗，将花生碎撒在上面即可。

④ 待粥温稍降时，加一勺蜂蜜，拌匀即可食用。

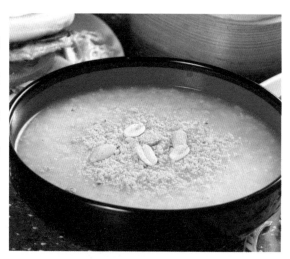

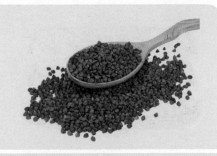

荞麦

降压功效	荞麦富含维生素P，这种维生素能增强血管壁的弹性、韧度，具有降低血压的作用。此外，荞麦富含黄酮类化合物，尤其是芦丁含量甚高，芦丁能维持毛细管的抵抗力，降低毛细血管的脆性，促进细胞的增生。
其他功效	荞麦能促进人体的新陈代谢，解毒能力强；能增强胰岛素的活性，使糖代谢速度增快，促进脂肪和蛋白质的合成；能抑制血块凝结，防治血栓形成；能消炎、抗菌、止咳、平喘。
最佳搭配	♡ 荞麦+羊肉　▶　防止因过多食用荞麦而出现脾胃不适
禁忌搭配	⊗ 荞麦+猪肝　▶　影响人体的消化吸收

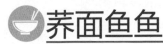 荞面鱼鱼

● **材料**　荞麦面粉100克，小麦面粉100克，红尖椒条、韭菜段各适量

■ **调料**　食用油、盐、姜丝、酱油、料酒、鸡精、五花肉丁、干辣椒末适量

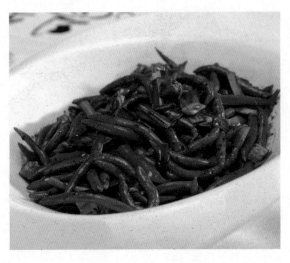

◆ **做法**

① 将荞麦粉和小麦粉混合加盐拌匀，加清水将面揉至软硬适中，饧15分钟。

② 取面，擀成薄片，然后切成宽条，再切成小面条，搓成面鱼。

③ 锅内加水烧开，将面鱼入锅煮至全都漂浮水上，再煮3分钟，捞出过凉水。

④ 油锅烧热，加入姜丝、干辣椒末爆香，将五花肉丁入锅煸炒断生，调入料酒、酱油，倒入面鱼、红椒条、韭菜段大火翻炒至熟，加少量盐、鸡精调味即可。

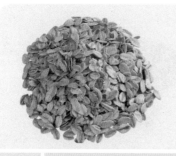

燕麦

降压功效	燕麦含有丰富的纤维，这些纤维能大量吸收人体内的胆固醇。经常食用燕麦不仅能预防高血压，还能润肠通便，有利于防治便秘，从而降低因便秘而引发高血压病的几率。
其他功效	燕麦含有钙、磷、铁等矿物质，常吃能预防骨质疏松，加速伤口愈合，还能缓解压力；燕麦富含的亚油酸能辅助治疗糖尿病、脂肪肝、浮肿等症；燕麦含有丰富的抗氧化成分，能抑制黑色素形成，淡化色斑。
最佳搭配	▽ 燕麦+虾　▶　解毒，保护心脏 ▽ 燕麦+香蕉　▶　改善睡眠质量 ▽ 燕麦+绿豆　▶　稳定血糖含量
禁忌搭配	⊗ 燕麦+菠菜　▶　影响人体对钙的吸收

 燕麦包

● **材料**　燕麦粉300克

■ **调料**　奶油、黄油、白糖各适量

◆ **做法**

① 将黄油软化后，加入适量白糖，用打蛋器打发，装入小盆内。

② 将奶油分几次倒入盆内搅拌均匀，然后加入燕麦粉揉匀。

③ 取适量揉好的燕麦粉，做成小圆球形，依次摆在笼屉上。

④ 锅内加水烧开，将笼屉上蒸锅，蒸熟即可。

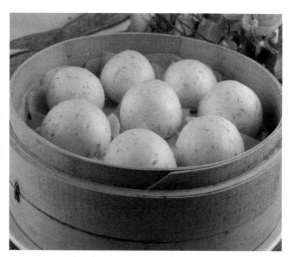

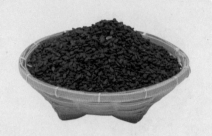

芝麻

降压功效	芝麻含有丰富的人体所必需的脂肪酸、膳食纤维、烟酸、维生素B族等营养成分。芝麻还含有大量亚油酸，这种成分能调节胆固醇，改善动脉粥样硬化，起到预防心脑血管疾病及高血压并发症的作用。
其他功效	芝麻能润肠通便，防止便秘；促进消化、吸收；维护皮肤、头发的健康；促进骨骼的发育；防治皮肤干燥、粗糙，使皮肤保持细腻光滑。
最佳搭配	▽芝麻+核桃 ▶ 改善皮肤的弹性，使皮肤保持细腻光滑 ▽芝麻+海带 ▶ 降低血液中的胆固醇含量
禁忌搭配	⊗芝麻+鸡肉 ▶ 影响人体对维生素的吸收

 黑芝麻糊

●**材料**　熟黑芝麻50克，糯米粉100克

■**调料**　白糖适量

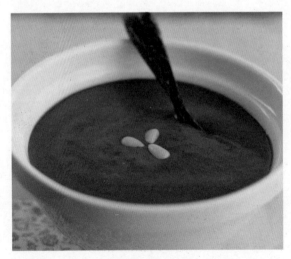

◆**做法**

① 将熟黑芝麻放入食品搅拌机中，打成粉末。
② 将糯米粉放入锅内炒至金黄色。
③ 将糯米粉和黑芝麻粉混合，加入适量白糖，拌匀。
④ 吃时，取适量放入碗内，加入开水，搅匀即可。

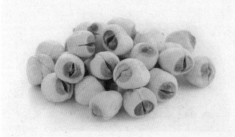

莲子

降压功效	莲子富有莲心碱、异莲心碱等多种生物碱，这些成分具有强心作用，并能有效扩张外周血管，使血压降低。
其他功效	莲子含有氧化黄心树宁碱，能防治鼻咽癌。莲子含有的莲心碱、异莲心碱具有清热泻火的功能，此外，还具有养心安神、补脾止泻的作用。
最佳搭配	▽莲子+木瓜　▶　缓解高血压、冠心病 ▽莲子+山药　▶　补肾，健脾
禁忌搭配	⊗莲子+猪肚　▶　容易中毒 ⊗莲子+牛奶　▶　加重便秘

红豆莲子羹

● **材料**　莲子30克，红豆300克

■ **调料**　冰糖适量

◆ **做法**

① 将莲子去壳，去心，用温水泡1小时，捞出洗净；红豆用清水泡2小时后捞出，洗净。

② 将红豆放入高压锅中，加水，煮至豆子裂开并脱壳。

③ 将莲子放入高压锅内，改小火继续煲30分钟。

④ 调入冰糖即可。

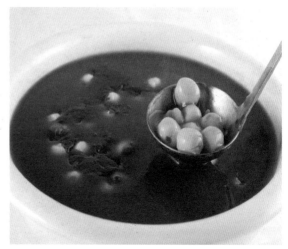

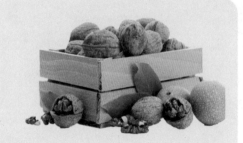

核桃

降压功效	核桃富含不饱和脂肪酸，经常吃核桃，不仅不会使血糖升高，还能减少肠道对胆固醇的吸收。所以，核桃较适合高血压、冠心病人食用。此外，核桃所含的次亚麻油酸能降低血液黏度，降低血脂，促进血液循环。
其他功效	核桃具有健脑、增强记忆力、抗衰老、顺气补血、润肺止咳、缓解疲劳感的作用。
最佳搭配	◎核桃+芝麻 ▶ 改善皮肤的弹性，使皮肤保持光滑细腻 ◎核桃+芹菜 ▶ 养血，润发，明目
禁忌搭配	✗核桃+白酒 ▶ 易导致血热，重者会出鼻血 ✗核桃+野鸡肉 ▶ 肺炎和支气管炎患者禁食

 核桃炒鸡丁

●**材料** 核桃仁150克，鸡脯肉200克

■**调料** 食用油、盐、料酒、蛋清、鸡精、蒜末、姜末、葱花、淀粉、白芝麻各适量

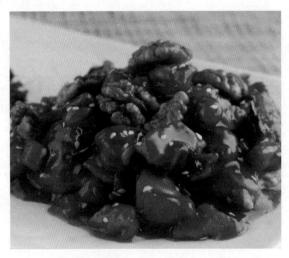

◆**做法**

①将鸡脯肉洗净，切丁，用适量盐、料酒、鸡精、蛋清拌匀，加淀粉上浆。

②油烧至三成热时，放入核桃仁，炸至浅黄色，捞出，沥干。

③另起油锅，放入鸡丁煸炒，待鸡肉变白色时盛出。

④锅内留底油，放入葱花、蒜末、姜末爆香，倒入料酒、盐、淀粉勾芡，然后放入核桃仁炒匀，再倒入鸡丁炒熟，加入适量鸡精调味，撒上白芝麻即可。

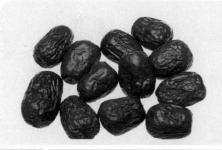
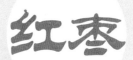

降压功效	红枣的维生素P含量居果蔬之首，维生素P能维持毛细血管的通透性，改善微循环，从而起到防治动脉硬化的作用。同时，它还能调节人体代谢，提高机体免疫力，降低血糖和胆固醇的含量。
其他功效	红枣能抑制癌细胞生长，提高人体免疫力，防治胆结石、骨质疏松、贫血。
最佳搭配	✓红枣+核桃　▶　强身，补血 ✓红枣+南瓜　▶　收敛肺气
禁忌搭配	✗红枣+牛奶　▶　影响人体对蛋白质的吸收 ✗红枣+虾皮　▶　易中毒

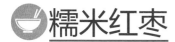 **糯米红枣**

●**材料**　红枣400克，糯米粉200克

■**调料**　糖适量

◆**做法**

①将红枣用清水冲洗，泡3小时，然后从红枣底部中心剪开，取核。

②锅内加水烧沸，放入去核红枣，小火焖煮20分钟，捞出放凉。

③将糯米粉加糖、适量水拌匀揉成面团，分别取适量糯米面搓成细条，塞入切好的枣中，然后再将红枣和糯米条轻轻捏合，剩余的按此方法做。

④锅内加水烧开，将塞有糯米的红枣放到蒸屉上，入锅蒸10分钟即可。

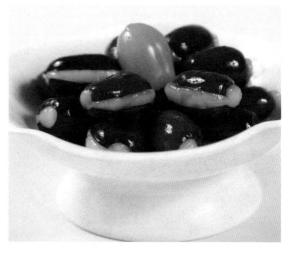

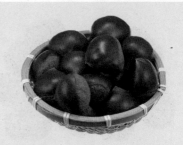

板栗

降压功效	板栗富含不饱和脂肪酸、维生素、铁、磷、钙等营养成分，常吃对防治高血压、冠心病、动脉硬化具有显著疗效。
其他功效	板栗含有核黄素，常吃能防治小儿口舌生疮，防治骨质疏松、筋骨疼痛；抗衰老；健脾益气。

最佳搭配	⊘板栗+大白菜 ▶ 去除黑眼圈、雀斑
	⊘板栗+鸡肉 ▶ 健身，补血

禁忌搭配	⊗板栗+牛肉 ▶ 不易消化
	⊗板栗+杏仁 ▶ 引起胃痛

 ## 板栗煨鸡

● **材料** 鸡肉600克，板栗仁100克，胡萝卜半根

■ **调料** 食用油、盐、鸡精、料酒、葱花、姜片、蒜瓣、酱油、淀粉各适量

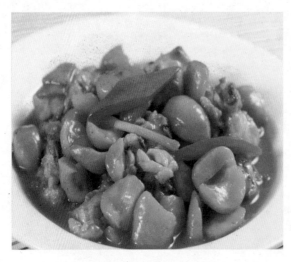

◆ 做法

① 将鸡肉洗净，剁小块，放入沸水中汆一下，捞出；胡萝卜洗净，切片。

② 锅内加油，油温达六成热时，放入板栗仁炸至金黄色，捞出，沥干。

③ 另起油锅，油温至八成热时，放入鸡块翻炒片刻，盛出。

④ 将鸡块倒入砂锅内，加适量水、料酒、姜片、盐、酱油旺火烧开，撇去浮沫，加盖小火煨至八成熟时，放入板栗仁、姜片、胡萝卜片、蒜瓣，直至软烂，调入适量鸡精调味，用淀粉勾芡，撒葱花即可。

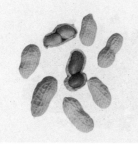

花生

降压功效	花生含有丰富的维生素C，这种成分能降低胆固醇含量，有助于防治高血压、冠心病和动脉硬化。花生富含钾，钾元素能排除人体内过剩的钠盐，稳定血压。
其他功效	花生有利于促进人体生长发育，提高智力，增强记忆力，还能延缓衰老，润肺止咳；花生皮中含有多种维生素、使凝血时间缩短的物质和油脂，有止血的作用；花生富含脂肪油和蛋白质，常吃可滋补气血，养血通乳。
最佳搭配	▽ 花生+红酒　▶　保护心血管 ▽ 花生+鲤鱼　▶　促进人体对营养成分的吸收
禁忌搭配	⊗ 花生+黄瓜　▶　引起腹泻 ⊗ 花生+螃蟹　▶　引起腹泻

 ## 盐水花生

● **材料**　花生850克

■ **调料**　盐、八角、花椒、桂皮、红干辣椒各适量

◆ **做法**

① 将花生反复清洗干净。
② 将盐、八角、花椒、桂皮、红干辣椒放入锅内，加水，小火煮10分钟。
③ 将花生入锅，大火煮开，改中火煮30分钟即可。

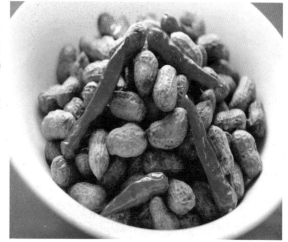

枸杞

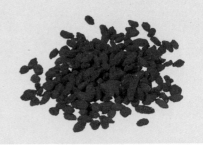

降压功效	枸杞含有烟碱酸、牛磺酸和黄酮，这些成分具有扩张血管的作用。此外，枸杞含有丰富的维生素C和胡萝卜素，这两种成分可降低胆固醇含量，预防动脉硬化。常吃枸杞，能预防高血压病。
其他功效	枸杞能滋补肝肾，治疗血虚、头晕、乏力、耳鸣健忘、腰膝酸软，同时还可明目，对治疗因肝肾精血不足所致的眼花和视物不清具有显著效果。此外，枸杞还具有增强机体免疫功能、抗衰老的作用。
最佳搭配	⊘ 枸杞+豆浆 ▶ 补肾安神 ⊘ 枸杞+草莓 ▶ 改善便秘症
禁忌搭配	⊗ 枸杞+绿茶 ▶ 破坏营养成分 ⊗ 枸杞+鹿茸 ▶ 对身体健康不利

 ## 南瓜枸杞饭

● **材料** 南瓜200克，枸杞30克，大米300克

■ **调料** 盐适量

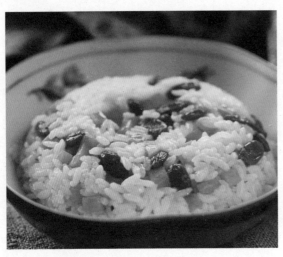

◆ **做法**

① 将南瓜去皮、瓤，洗净切丁；枸杞洗净；大米淘洗干净，加清水浸泡。

② 将洗净的大米放入电饭煲，然后放入南瓜丁、枸杞，加入适量盐、水搅匀，煮烂即可。

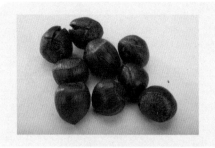

降压 功效	榛子富含单不饱和脂肪酸和多不饱和脂肪酸，单不饱和脂肪酸可防治心血管疾病，多不饱和脂肪酸能提高记忆力，改善视神经。榛子含有维生素E，具有延缓衰老、防治血管硬化的功效。
其他 功效	榛子可促进人体对脂溶性维生素的吸收，对体弱病虚的人、容易饥饿的人具有滋补作用；能抗衰老，防治血管硬化，润泽肌肤；保护视力；增强消化系统功能，刺激食欲；提高记忆力。
最佳 搭配	⊘榛子+粳米　▶　健脾开胃
禁忌 搭配	⊗榛子+牛奶　▶　降低食物自身的营养价值

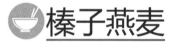 榛子燕麦

●**材料**　燕麦片20克，榛子20克

■**调料**　白糖适量

◆**做法**
①将榛子去壳，捣碎。
②将燕麦片放入煮锅中煮15分钟。
③加入适量白糖，熬至完全溶化。
④撒上榛子碎即可。

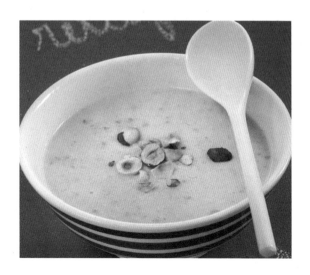

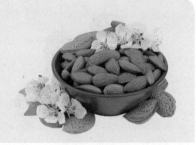

杏仁

降压功效	杏仁含有丰富的膳食纤维，对高血压病患者大有益处。杏仁含有不饱和脂肪酸，这种脂肪酸能调节血脂的浓度，对防治高血压、动脉硬化、脑血栓具有一定积极作用。
其他功效	杏仁能止咳平喘，润滑肠道，防治便秘，能降低心脏病和慢性病的发病几率；杏仁能美容养颜，还有预防肿瘤的功效。杏仁含有大量纤维，可减少人的饥饿感，同时还能降低肠癌的发病率。
最佳搭配	▽ 杏仁+牛奶　▶　润肤，美容
禁忌搭配	⊗ 杏仁+猪肉　▶　引起肚子痛 ⊗ 杏仁+小米　▶　引起腹泻、呕吐

🍲 白果杏仁牛肉

●**材料**　牛肉300克，杏仁20克，白果10粒，黄瓜1根，红、黄椒各1个

■**调料**　食用油、盐、鸡精、姜片、葱花、蒜末、干辣椒末、鸡蛋清、料酒、老抽、淀粉各适量

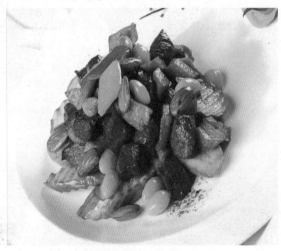

◆ **做法**

① 将牛肉洗净切方丁，入沸水中汆一下，捞出用适量料酒、盐、鸡蛋清、老抽、淀粉上浆腌渍20分钟；黄瓜洗净，切片；红、黄椒洗净，去籽，切片。

② 将杏仁用开水泡，去外皮，洗净；白果洗净，入沸水中焯至断生。

③ 油锅烧热，放入葱花、蒜末、姜片爆香，将牛肉丁入锅煸炒，待肉变色后盛出。

④ 另起油锅放入杏仁、白果煸炒断生，倒入牛肉丁，加入黄瓜片和红、黄椒片，再加入料酒、老抽炒熟，调入适量盐、鸡精炒匀，撒上干辣椒末即可。

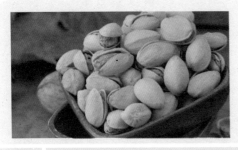

开心果

降压功效	开心果所含的多为不饱和脂肪酸，主要为油酸和亚油酸，这些成分有软化血管的作用。此外，开心果含有丰富的镁、磷和锰，常吃对大脑和神经有益。开心果含有丰富的钾元素，这种成分对控制血压大有益处。
其他功效	开心果具有抗氧化、保护视网膜、控制体重、抗衰老、增强体质、润肠通便的作用。
最佳搭配	◇ 开心果+麦片　▶　防治便秘 ◇ 开心果+豆类　▶　减肥
禁忌搭配	✖ 开心果+黄瓜　▶　易引起腹泻

 # 开心果拌红薯泥

●**材料**　红薯500克，开心果40克

■**调料**　白糖、香油、黑胡椒粉、桂花糖各适量

◆**做法**

① 将红薯洗净，煮熟，剥去外皮，去内丝，然后用干净的白布将红薯包起来，压成泥。

② 开心果去壳，捣碎。

③ 将白糖、桂花糖放入锅内，制成糖浆，然后加入香油，放入红薯泥后不停搅拌，呈柿红色时盛出。

④ 撒上开心果碎、黑胡椒粉即可。

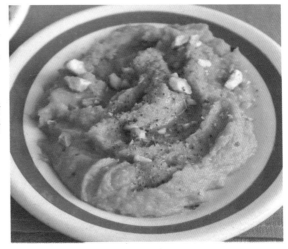

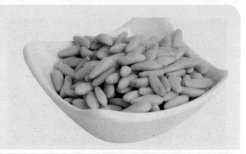

松子

降压功效	松子的脂肪酸多为不饱和脂肪酸，这种脂肪酸具有软化血管的作用。松子还含有大量矿物质，如钙、铁、磷，这些成分能增强血管的弹性，降低血脂，对防治高血压等心血管疾病具有显著疗效。
其他功效	松子具有延缓衰老及预防阿尔茨海默病、老年慢性支气管炎、便秘、风湿性关节炎、神经衰弱等症的作用。
最佳搭配	♡松子+枣 ▶ 养颜，益寿 ♡松子+玉米 ▶ 防癌抗癌 ♡松子+鸡肉 ▶ 增强机体抵抗力
禁忌搭配	⊗松子+牛奶 ▶ 降低食物自身营养价值

 # 松子玉米糊

● **材料** 松子仁50克，玉米面80克，西蓝花100克

■ **调料** 食用油、盐、黑胡椒粉、肉丝、白糖各适量

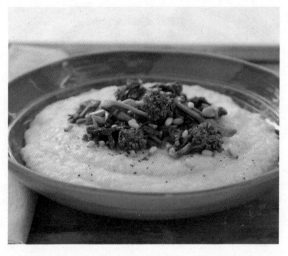

◆ **做法**

① 西蓝花掰小朵，洗净，入沸水中焯至断生；将松子仁去皮。

② 将玉米面用凉水搅拌成糊状；电饭煲内加适量清水烧开，倒入玉米糊，加入少许白糖煮至黏稠，盛出。

③ 油锅烧热，放入肉丝煸炒断生，放入西蓝花，加盐、黑胡椒粉翻炒至熟盛出。

④ 将炒好的西蓝花、肉丝、松子仁倒在玉米糊上即可。

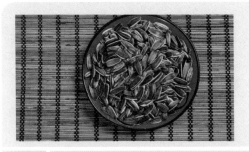

葵花子

降压功效	葵花子富含不饱和脂肪酸、矿物质、维生素等营养成分。不饱和脂肪酸具有保护心脏、预防高血压的作用。此外，葵花子还具有防止贫血及治疗失眠、增强记忆的功效。常吃葵花子，能防治高血压、冠心病、中风。
其他功效	葵花子能安定情绪，防止细胞衰老，防治贫血，降低患结肠癌的概率。此外，葵花子的蛋白质中含有的精氨酸是精液中不可或缺的成分，因此葵花子对生育期的男人大有好处。
最佳搭配	◇葵花子+芹菜　▶　降血压
禁忌搭配	⊗葵花子+黄瓜　▶　导致腹泻

 # 西蓝花沙拉

●材料　西蓝花300克，葵花子仁20克，小西红柿50克

■调料　沙拉酱适量

◆做法

①将西蓝花掰小朵，洗净，入沸水（水中加少许盐）中焯一下。
②小西红柿洗净，切丁。
③将西蓝花、葵花子仁、西红柿丁放入一个盘内，浇上沙拉酱拌匀即可。

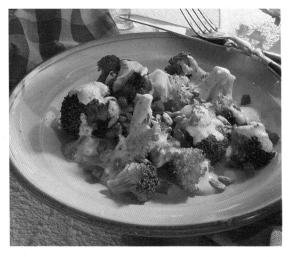

其他 ▶

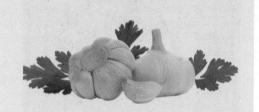

大蒜

降压功效	大蒜含有硒、蒜素等成分，这些成分具有很好的降压效果。此外，大蒜能促进人体新陈代谢，降低胆固醇和甘油三酯的含量。同时，大蒜能有效抑制心脑血管中的脂肪沉积，抑制血小板的凝集，增强微动脉的弹性。
其他功效	大蒜所含的蒜素与维生素B₁结合产生的蒜硫胺素，具有消除疲劳，增强体力的功效。此外，大蒜还能防止铅中毒。
最佳搭配	▽大蒜+猪肉　▶　消除疲劳
禁忌搭配	✕大蒜+鲫鱼　▶　容易发热、上火 ✕大蒜+蜂蜜　▶　导致腹泻

🍲 大蒜烧鸡肉

●**材料**　大蒜瓣30瓣，鸡脯肉450克，青尖椒、红尖椒各1个

■**调料**　食用油、酱油、蒜末、胡椒粉、白糖、辣椒酱、生姜汁、醋、葱花、鸡精各适量

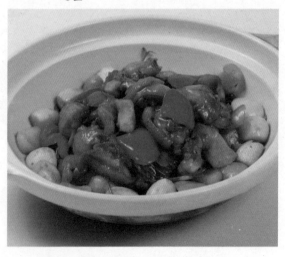

◆**做法**

①鸡脯肉洗净切块；青尖椒、红尖椒洗净去籽，切片；大蒜瓣洗净，入沸水中焯一下，捞出。

②用适量白糖、酱油、醋、生姜汁、胡椒粉、蒜末调成酱汁，放入鸡肉腌渍30分钟。

③油锅烧热，将鸡肉入锅煸炒，倒入酱汁，待鸡肉呈金黄色，盛出。

④另起油锅，放入大蒜瓣，加入适量辣椒酱、醋、生姜汁炒出香味，倒入鸡肉翻炒。

⑤放入青尖椒片、红尖椒片翻炒至熟，调入鸡精，撒上葱花即可出锅。

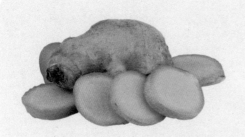

生姜

降压功效	生姜含有一种类似水杨酸的化合物，这种成分能稀释血液，抑制血液凝集，从而起到降压、降脂、抑制血栓形成的作用，对预防高血压、动脉硬化等心血管疾病具有显著疗效。
其他功效	生姜所含的辣素具有刺激心血管和心脏、促进血液循环、促使人体排汗、帮助人体排出多余的热量的作用，常吃有养颜、排毒、减肥的功效。
最佳搭配	♡姜+海蟹　▶　暖胃 ♡姜+牛肉　▶　治腹痛，驱寒
禁忌搭配	✖姜+狗肉　▶　引起腹痛 ✖姜+兔肉　▶　引起腹泻

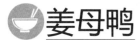 姜母鸭

●材料　净母鸭1只，姜200克，豆腐100克

■调料　食用油、盐、米酒、酱油、青椒片、红椒片各适量

◆做法

① 姜洗净，切成两块，一块切成片，剩下的一块切成碎屑，用纱布挤出姜汁或用压蒜器压出姜汁备用。

② 鸭洗净，切块，放入沸水中汆烫，捞出；豆腐洗净切片。

③ 锅中倒入油烧热，放入姜片爆香，加入鸭块煸炒，加豆腐片、盐、酱油、米酒煮滚，熄火。

④ 盛在碗中移入蒸锅，加入姜汁，大火蒸约2小时，撒上青椒片、红椒片即可。

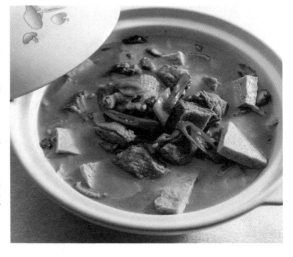

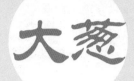
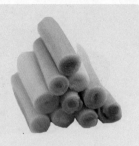

降压功效	大葱含有丰富的维生素C，维生素C可舒张血管，促进血液循环，能有效防治因血压升高而引起的头晕，还能使大脑保持灵活，预防阿尔茨海默症。
其他功效	大葱能降低胆固醇的聚集，增强体质，增强食欲，防治风寒感冒、阴寒腹痛、头痛鼻塞、乳汁不通等症，还能防治结肠癌、胃癌；大葱含有的大蒜素，能抵御细菌、病毒，尤其是抑制痢疾杆菌和皮肤真菌，效果很强。
最佳搭配	▽ 大葱+猪血　▶　解毒，止血 ▽ 大葱+猪肝　▶　有利于促进人体对营养成分的消化吸收
禁忌搭配	✕ 大葱+大蒜　▶　易伤胃 ✕ 大葱+公鸡肉　▶　易导致发毒、发疮

 # 大葱爆小明虾

● **材料**　大葱1根，小明虾400克，红尖椒4个

■ **调料**　食用油、盐、酱油、蒜片各适量

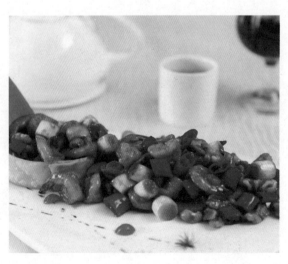

◆ **做法**

① 将葱去根，洗净，切小段；小明虾去头、壳，留虾仁，洗净，入沸水中氽一下，捞出；红尖椒洗净切小段。

② 油锅烧热，放入红尖椒段、蒜片爆香。

③ 将小明虾仁入锅爆炒，加适量盐，再加少许酱油翻炒片刻。

④ 放入葱段炒熟即可。

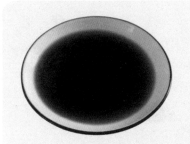

醋

降压功效	食醋含有丰富的维生素C、尼克酸，这两种成分能使血管扩张，帮助人体排出多余胆固醇，并起到增强血管弹性和渗透力的作用。此外，醋能增强肾功能，有利尿的作用，通过利尿使钠盐排出体外，从而间接起到降压的功效。
其他功效	醋能促进唾液、胃液的分泌，帮助人体消化吸收食物，增强食欲，起到健脾开胃的作用；醋能抑菌、杀菌，防治肠道疾病、呼吸道疾病；醋还有生发、美容、减肥的功效；醋能软化鸡骨、鱼刺等骨刺，还能促进人体对钙的吸收。
最佳搭配	◇醋+鲤鱼 ▶ 下气、消肿 ◇醋+皮蛋 ▶ 健肠胃
禁忌搭配	✗醋+冬瓜 ▶ 破坏营养成分，降低营养 ✗醋+菠菜 ▶ 影响人体对钙质的吸收，损伤牙齿

 # 醋泡花生

● **材料**　花生400克，洋葱半个，红尖椒1个

■ **调料**　食用油、陈醋、香菜段、葱花、香油、酱油、白糖各适量

◆ **做法**

① 将洋葱洗净切块；红尖椒洗净切圈。

② 油锅烧热，倒入花生米，炸熟取出。

③ 取一碗，放入陈醋、白糖、香油、酱油拌匀调成汁。

④ 将花生米、香菜段、洋葱块、红尖椒圈、葱花放入一个大碗内，浇上调味汁拌匀即可。

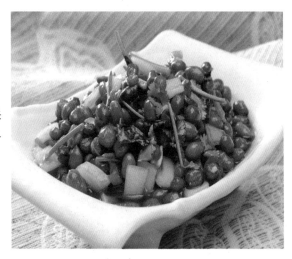

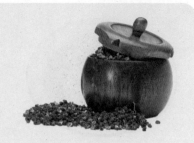

花椒

降压功效	花椒能扩张血管，降低血压，还能抗心肌受损，抑制血小板凝聚。
其他功效	花椒有独特的芳香，能去除各种肉类的腥膻臭气，促进唾液的分泌，刺激人的食欲；花椒可以缓解因吃冷热食物而引起的牙痛。花椒水可以驱除人体内的寄生虫。
最佳搭配	▽花椒+四季豆　▶　促进骨骼生长
禁忌搭配	⊗花椒+防风　▶　易上火

 # 花椒鲈鱼

● **材料**　净鲈鱼600克，花椒20克，青尖椒、红尖椒圈各50克

■ **调料**　盐、米醋、香油、蒜片、姜片、葱段、淀粉、酱油各适量

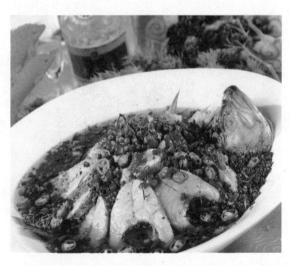

◆ **做法**

① 鲈鱼横刀切断，再切断尾部，从鱼脊背处顺刀切下鱼肉，剔刺；鱼肉切段，鱼脊骨剁段，洗净；鱼肉、鱼头、鱼骨加米醋、盐腌渍5分钟，加淀粉拌匀。

② 鱼头、鱼骨、鱼尾摆盘，鱼肉摆在鱼骨上，鱼皮朝下肉朝上。

③ 加蒜片、姜片、葱段、青尖椒圈、红椒圈、花椒，加适量水，入锅蒸10分钟，去姜片、葱段，鱼汤盛出放入砂锅内。

④ 用酱油、香油、淀粉调成汁，浇在鱼身上即可。

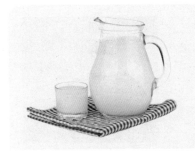

脱脂牛奶

降压功效	脱脂牛奶含有丰富的钙，由于高血压的发生与钠、钙均衡有关，当钠高、钙低时，血压就会升高，因此摄入充足的含钙食物有助于稳定血压。
其他功效	脱脂牛奶能有效预防骨质疏松；改善睡眠质量，助于睡眠；降低患结肠癌、口腔癌、乳腺癌的几率；有助于人们保持体重。
最佳搭配	◯ 脱脂牛奶+面包　▶　帮助人体充分吸收营养 ◯ 脱脂牛奶+豆浆　▶　提高牛奶中钙的利用率
禁忌搭配	⊗ 脱脂牛奶+红枣　▶　影响人体对蛋白质的吸收 ⊗ 脱脂牛奶+猕猴桃　▶　引起腹胀、腹痛

椰汁牛奶拌土豆泥

● **材料**　土豆3个，牛奶50毫升，椰汁50毫升

■ **调料**　盐、黑胡椒粉、白糖、白芝麻、食用油各适量

◆ **做法**

① 将土豆洗净，入锅煮熟，去皮压成泥，然后将土豆泥用细网滤一下，装盘。

② 油锅烧热，加入牛奶、黑胡椒粉、盐、白糖调味，成汁。

③ 放少许土豆泥，加牛奶、椰汁，熬稠，然后将熬好的汁浇在土豆泥上，撒上白芝麻即可。

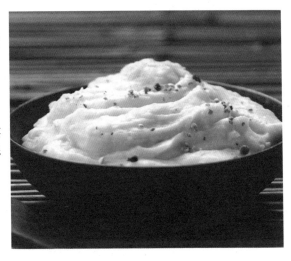

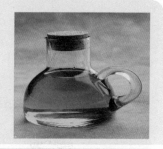

橄榄油

降压功效	橄榄油多含不饱和脂肪酸及维生素A、维生素D等多种维生素，其中橄榄油中的ω-3脂肪酸能增加氧化氮这种物质的量，松弛动脉，防治高血压造成的动脉损伤。同时，它还能降低血小板的黏稠度，降低血栓的形成几率。
其他功效	橄榄油能减少胃酸，防治胃炎；防治胆囊炎、胆结石；保持皮肤弹性、润泽；减少皱纹，防止肌肤衰老、手足皲裂；降低患肥胖、糖尿病的概率；促进骨骼生长，防治骨骼疏松。常吃橄榄油还能有效防辐射。
最佳搭配	▽橄榄油+西红柿　▶　预防心脏病
禁忌搭配	✗橄榄油+萝卜　▶　破坏维生素C ✗橄榄油+牛肉　▶　引起身体不适

 ## 橄榄油养颜沙拉

●**材料**　苦菊100克，水果萝卜100克，紫甘蓝200克，西红柿1个，胡萝卜1根，彩椒1个

■**调料**　橄榄油、醋、黑胡椒粉、盐、黑芝麻各适量

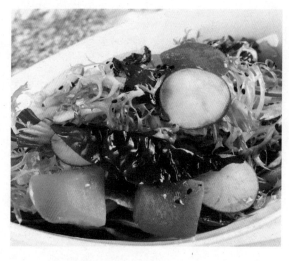

◆**做法**

①将苦菊去根，洗净，撕开，切两段；水果萝卜洗净切片；紫甘蓝洗净切片；西红柿洗净切块；胡萝卜洗净切块；彩椒洗净，去籽，切片。

②将苦菊段、萝卜片、紫甘蓝片、西红柿块、彩椒片和胡萝卜块放入大碗内。

③取适量橄榄油、醋、黑胡椒粉、盐调成沙拉汁。

④将沙拉汁浇在蔬菜上拌匀，撒上黑芝麻即可。

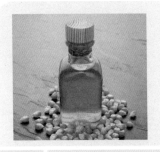

玉米油

| 降压功效 | 玉米油所含的脂肪酸多为不饱和脂肪酸，其中亚油酸含量甚高，这种脂肪酸可降低胆固醇的含量，降低血压，软化血管，增强心脏和心血管系统机能，从而起到预防高血压、动脉硬化的作用。 |

| 其他功效 | 玉米油能促进消化吸收。常吃玉米油，还能为孩子及时补充维生素B_2和维生素E，提高身体免疫力。此外，玉米油所含的亚油酸既能强身健体，又能美肤养颜，是滋润皮肤不可缺少的营养物质。 |

| 最佳搭配 | ♡ 玉米油+山药　▶　促进人体对营养的吸收 |

| 禁忌搭配 | ✕ 玉米油+海螺　▶　引起身体不适 |

 ## 鸡肉蔬菜炒饭

●**材料**　大米300克，鸡肉200克，小白菜100克，豇豆100克，红柿子椒1个

■**调料**　玉米油、盐、酱油、鸡精、葱花各适量

◆**做法**

① 大米洗净，放入电饭煲，加适量水煮熟。

② 鸡肉洗净切丝，用适量盐、鸡精、酱油腌渍20分钟；小白菜洗净横切条；豇豆去筋，洗净切段，入沸水中焯至断生；红椒洗净切丝。

③ 锅内加玉米油，放入葱花爆香，加鸡肉丝、酱油翻炒断生，盛出。

④ 另起油锅，放入小白菜条、豇豆段、红椒丝煸炒断生，倒入鸡肉丝炒熟，放入米饭翻炒均匀，加盐调味即可。

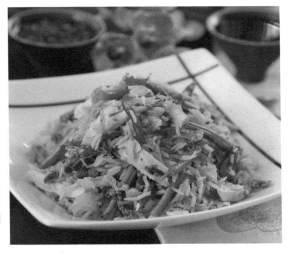

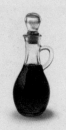

降压功效	香油含有丰富的亚麻酸和维生素E，二者可相互协助，防治高血压和动脉硬化。长期食用香油能降低高血压的发病率，并能减少高血压患者服用降压药的数量。
其他功效	香油能抗衰老，美容养颜；保护口腔黏膜、胃黏膜、食道；能增强韧带的弹性，并使声门张合有力，对治疗慢性咽喉炎、声音嘶哑有一定疗效；香油能有效防治气管炎、肺气肿。
最佳搭配	⊘香油+菠菜　▶　润肠通便
禁忌搭配	无禁忌

 # 香油腐竹

● **材料**　腐竹300克

■ **调料**　香油、盐、生抽、辣椒油各适量

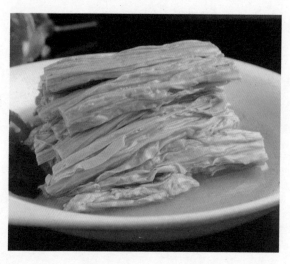

◆ **做法**

① 将腐竹用开水泡发，切段，捞出码盘。

② 用适量香油、盐、生抽、辣椒油调成汁，浇在腐竹上即可。

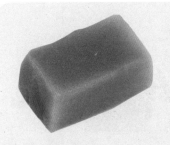

降压功效	魔芋含有葡甘露糖、微量元素及多种氨基酸。魔芋所含的蛋白质能降低人体内胆固醇的含量，对防治高血压和高血脂、动脉硬化等心脑血管疾病具有显著疗效。
其他功效	魔芋味美，口感宜人，常吃不仅能强健身体，而且能减肥；魔芋含有的甘露糖酐有干扰癌细胞代谢的作用；魔芋含有的膳食纤维能刺激机体，杀死癌细胞，防治癌症，提高机体免疫力；魔芋含有大量溶性膳食纤维，能控制血糖。
最佳搭配	♡魔芋+猪肉　▶　滋补身体 ♡魔芋+黄瓜　▶　降脂，减肥
禁忌搭配	⊗魔芋+马铃薯　▶　脸部起斑

 # 酸辣魔芋

●**材料**　魔芋300克，红尖椒1个

■**调料**　食用油、醋、酱油、白糖、蒜末、葱花、剁椒各适量

◆**做法**

① 红尖椒洗净，切圈。

② 将蒜末加入适量醋、白糖、酱油、葱花、红尖椒圈、剁椒调成味汁。

③ 将魔芋洗净，入沸水中焯一下，捞出过冷水。

④ 油锅烧热，将魔芋入锅煸炒片刻，加入调味汁炒熟即可。

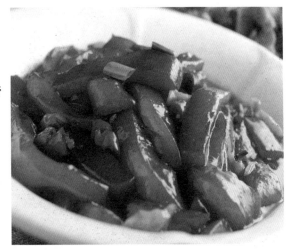

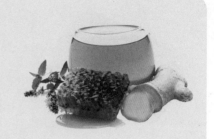

蜂蜜

降压功效	蜂蜜具有扩张冠状动脉和营养心肌的作用，同时还能改善心肌功能，调节血压。常喝蜂蜜不仅能保护血管，还能降低血压。
其他功效	蜂蜜能促进肝细胞再生，抑制脂肪肝的形成，起到保护肝脏的作用；蜂蜜具有杀菌的作用，常吃蜂蜜能消灭口腔内的细菌；蜂蜜能改善睡眠质量；蜂蜜能刺激肠蠕动，缩短排便时间；常喝蜂蜜水能提高人体免疫力。
最佳搭配	◇蜂蜜+黄瓜 ▶ 润肠通便，防治便秘 ◇蜂蜜+牛奶 ▶ 缓解痛经、贫血
禁忌搭配	✖蜂蜜+豆腐 ▶ 导致腹泻 ✖蜂蜜+莴笋 ▶ 导致腹泻

 蜜汁叉烧

● **材料**　瘦猪肉500克，蜂蜜100克

■ **调料**　盐、料酒、白糖、五香粉、老抽、生抽、淀粉、叉烧酱各适量

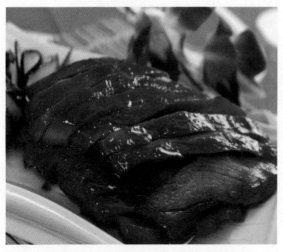

◆ **做法**

① 将猪肉洗净切长条，放入盆里，加入适量盐、白糖、五香粉、老抽、生抽、叉烧酱、料酒、淀粉拌匀，腌渍40分钟，然后用叉烧环将猪肉条穿成排。

② 将猪肉排放入烤炉内，中火烤30分钟，取出，凉凉后涂上蜂蜜，然后再放入烤炉内烤2分钟即可。

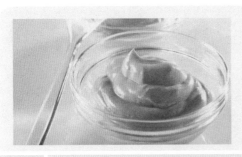

芥末

降压 功效	芥末的主要成分为芥子油，味辣，吃后能刺激唾液和胃液分泌，起到开胃、增进食欲的作用。芥末所含的异硫氰酸盐能抑制血凝结，发汗，对预防高血压、高血脂和心脏病具有一定积极作用。
其他 功效	芥末能除臭，防止疾病产生；调节月经；治疗风湿性疾病；预防蛀牙；防治癌症；治疗气喘；美容养颜。

最佳 搭配	▽ 芥末+西芹　▶　提高机体免疫力 ▽ 芥末+菠菜　▶　改善贫血症

禁忌 搭配	✕ 芥末+鲫鱼　▶　易引起身体不适 ✕ 芥末+鸡肉　▶　不益于身体健康

芥末烤虾

●**材料**　鲜虾3只，芥末粉10克

■**调料**　食用油、盐、鸡精、淀粉、料酒各适量

◆**做法**

① 将虾洗净，用剪刀从虾尾处往虾头处剪开，只剪外壳，上下要分别剪开，然后再用刀切开，将虾肉与虾壳完全分离；将虾肉用适量盐、鸡精、料酒腌15分钟，再裹上淀粉。

② 将虾放到锡纸上，刷上食用油，撒上芥末粉。

③ 将烤箱预热至200度，放入大虾，烤20分钟。

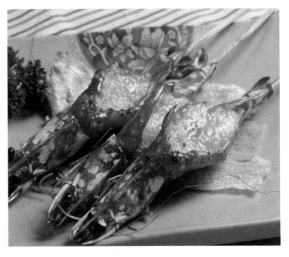

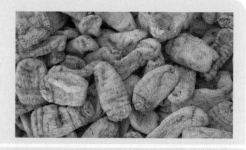

降压功效	天麻具有镇痛、抗惊厥之效，能使脑血管流量增加，减小脑血管阻力，同时还能使脑血管轻度收缩，增加冠状血管流量。常食天麻，对降低血压、减慢心率、保护心肌缺血具有重要作用。
其他功效	天麻多液、质润，有养血息风的作用，对治疗因血虚肝风内动引起的头痛、头晕具有显著疗效。天麻还可祛风止痛，常用来治疗因风痰引起的偏头痛、头晕、肢体麻木和半身不遂等症。
最佳搭配	♡天麻+驴肉 ▶ 养心，补血
禁忌搭配	✕天麻+御风草根 ▶ 易导致肠结

 天麻鱼头汤

●**材料**　鱼头2个，天麻100克

■**调料**　食用油、盐、姜片、鸡精、料酒各适量

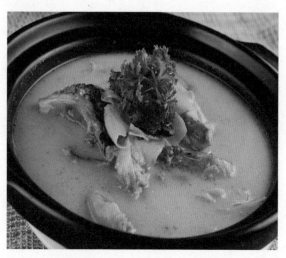

◆**做法**

① 将鱼头去腮，洗净，切两半；天麻用水泡2小时，洗净，沥干。

② 油锅烧热，放入姜片爆香，再放入鱼头，加少许料酒，煎2分钟，取出，沥干油。

③ 炖盅内放入8碗水，然后放入鱼头，加入天麻，隔火炖至水开，再改小火，炖2小时，加入适量盐、鸡精调味即可。

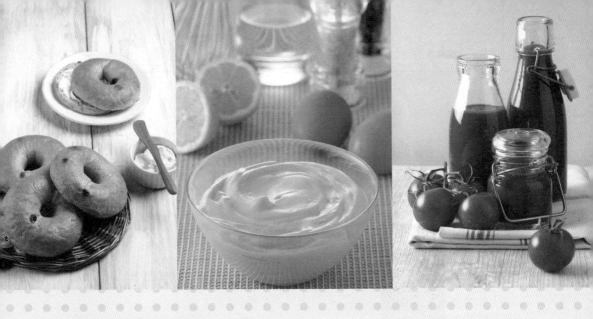

Part 3
高血压患者慎食或禁食的食材、中药材

　　常言道，"病从口入"。可见，饮食与疾病有着密切关系。但并不是只要合理饮食，高血压就能够得到缓解。对于高血压患者来说，能吃什么，不能吃什么也至关重要。因此，为了健康着想，高血压患者应谨慎选择食物。

　　除了食疗外，还有许多人较信赖中药。需要提醒大家的是，并非所有中草药都是高血压患者的福音，因为有部分中草药会产生负面作用。所以，高血压患者最好在专业医生指导下服用中药，以免加重病情。

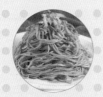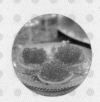

高血压患者慎食或禁食的食材

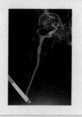

烟

禁吸烟的原因 ▶

☞ 香烟所含的尼古丁会刺激血管和心脏，从而使血压升高，应禁烟。

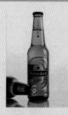

酒

禁喝酒的原因 ▶

☞ 饮酒易使心肌收缩力减弱，引起血压的波动，应禁酒。

浓茶

禁喝浓茶的原因 ▶

☞ 茶叶中的咖啡碱易使神经中枢兴奋，导致血压升高。

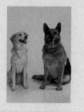

狗肉

禁食狗肉的原因 ▶

☞ 狗肉温肾助阳，会加重阴虚阳亢型高血压的病情，应禁食。

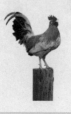

公鸡肉

禁食公鸡肉的原因 ▶

☞ 公鸡肉性燥热，易引起内中风，使血压升高，应禁食。

鸡内脏

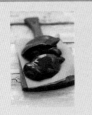

禁食鸡内脏的原因 ▶

☞ 鸡内脏属于高胆固醇食物，高血压患者食用后会使胆固醇升高，应禁食。

鸡蛋

禁食鸡蛋的原因 ▶

☞ 鸡蛋黄胆固醇含量高，高血压患者食用后会加重病情。

鸭肝

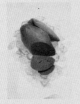

禁食鸭肝的原因 ▶

☞ 鸭肝的胆固醇含量高，高血压患者食用后胆固醇会升高，影响病情，应禁食。

鸭蛋

禁食鸭蛋的原因 ▶

☞ 鸭蛋中的脂肪、胆固醇含量高，多吃会加重心血管系统的硬化和衰老，应禁吃。

鹅肝

禁食鹅肝的原因 ▶

☞ 鹅肝含大量不饱和脂肪酸，吃后易使血压升高，高血压患者应禁食。

鹅蛋

禁食鹅蛋的原因 ▶

☞ 鹅蛋蛋黄的胆固醇含量高，会加重高血压患者的病情。

鹌鹑蛋

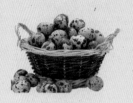

禁食鹌鹑蛋的原因 ▶

☞ 鹌鹑蛋的胆固醇含量高，患者食用后胆固醇会升高，加重病情，应禁食。

鸽肉

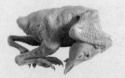

禁食鸽肉的原因 ▶

☞ 鸽肉的胆固醇含量高，高血压患者食用后对病情不利，应禁食。

羊肉

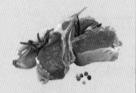

禁食羊肉的原因 ▶

☞ 羊肉甘温大热，过多食用会使血压升高，应禁食。

肥猪肉

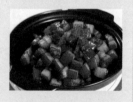

禁食肥猪肉的原因 ▶

☞ 肥猪肉脂肪含量高，过多摄入易发胖，使血脂升高，应禁食。

猪排骨

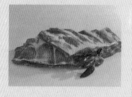

禁食猪排骨的原因 ▶

☞ 猪排骨的胆固醇含量过高，高血压患者食用后会加重病情，应禁食。

猪肝

禁食猪肝的原因 ▶

☞ 猪肝的胆固醇含量高，食用后易引发高血压和冠心病，高血压患者应禁食。

猪腰

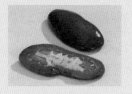

禁食猪腰的原因 ▶

☞ 猪腰的胆固醇含量比猪肝更高，高血压患者食用后对病情不利，应禁食。

猪脑

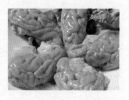

禁食猪脑的原因 ▶

☞ 猪脑的胆固醇含量过高，高血压患者食用后会加重病情，应禁食。

猪心

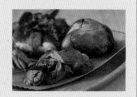

禁食猪心的原因 ▶

☞ 猪心的胆固醇含量高，高血压患者食用后不利于稳定血压，应禁食。

猪舌

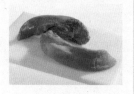

禁食猪舌的原因 ▶

☞ 猪舌的胆固醇含量高，高血压患者食用后会使胆固醇升高，影响病情，应禁食。

猪肚

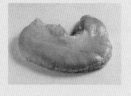

禁食猪肚的原因 ▶

☞ 猪肚的胆固醇含量高，高血压患者食用后会使病情加重，应禁食。

猪肠

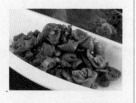

禁食猪肠的原因 ▶

☞ 猪肠的胆固醇含量高，高血压患者食用后会加重病情，应禁食。

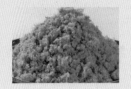

肉松

禁食肉松的原因 ▶

☞ 肉松的钠离子含量高，过多摄入会使钠离子增多，导致水钠潴留引发高血压。

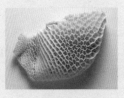

牛肚

禁食牛肚的原因 ▶

☞ 牛肚的胆固醇含量高，高血压患者过多摄入会影响病情，应禁食。

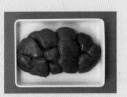

牛肾

禁食牛肾的原因 ▶

☞ 牛肾的胆固醇含量高，高血压患者食用后会使胆固醇升高，加重病情，应禁食。

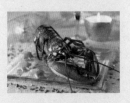

龙虾

禁食龙虾的原因 ▶

☞ 龙虾属发物，过量食用易动风生阳，诱发头晕、眩晕，高血压患者应禁食。

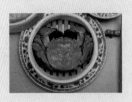

螃蟹

禁食螃蟹的原因 ▶

☞ 螃蟹含有较多油脂和胆固醇，对高血压患者的健康不利，应禁食。

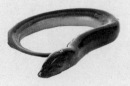

鳝鱼

禁食鳝鱼的原因 ▶

☞ 鳝鱼的胆固醇含量高，过多摄入会使胆固醇升高，对高血压患者病情不利，应禁食。

鱿鱼

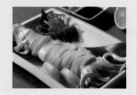

禁食鱿鱼的原因 ▶

☞ 鱿鱼的胆固醇含量高，多食易发胖，对高血压患者病情不利，应禁食。

黄鱼

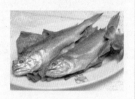

禁食黄鱼的原因 ▶

☞ 黄鱼咸寒且腥，胆固醇含量高，摄入过多易使体内盐增多，加重病情，应禁食。

比目鱼

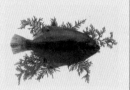

禁食比目鱼的原因 ▶

☞ 比目鱼的胆固醇含量高，高血压患者食用后对病情不利，应禁食。

鲳鱼

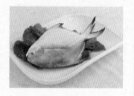

禁食鲳鱼的原因 ▶

☞ 鲳鱼咸寒，属发物，过量食用易动风生阳，加重病情，应禁食。

凤尾鱼

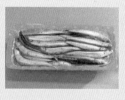

禁食凤尾鱼的原因 ▶

☞ 凤尾鱼的胆固醇含量高，过多食用会使血脂升高，进而提升血压，应禁食。

鱼子

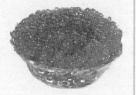

禁食鱼子的原因 ▶

☞ 鱼子的胆固醇含量高，过量摄入会加重脂类代谢紊乱，使血压升高，应禁食。

鱼肝油

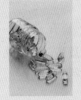

禁食鱼肝油的原因 ▶

☞ 鱼肝油的胆固醇含量高，高血压患者食用后会使胆固醇升高，加重病情，应禁食。

黄油

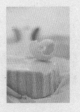

禁食黄油的原因 ▶

☞ 黄油中的反式脂肪酸会提高许多疾病的患病率，加重高血压病情，应禁食。

冰激凌

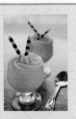

禁食冰激凌的原因 ▶

☞ 冰激凌的胆固醇含量高，摄入过多会刺激胃部，使血管收缩、血压升高，应禁食。

胡椒

禁食胡椒的原因 ▶

☞ 胡椒辛热，性燥，过多食用易上火，对高血压患者健康不利，应禁食。

咖啡、咖啡饮料

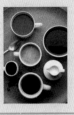

禁喝咖啡的原因 ▶

☞ 咖啡所含的咖啡因会刺激神经脑血管，引起血压升高，应禁喝。

碳酸饮料

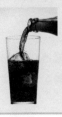

禁喝碳酸饮料的原因 ▶

☞ 碳酸饮料含咖啡因过多，高血压患者常喝会加速病情的恶化，应禁喝。

菠萝面包

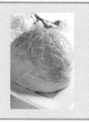

禁食菠萝面包的原因 ▶

☞ 菠萝面包属高胆固醇、高糖、高盐食物，不适合高血压患者食用。

奶油面包

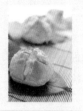

禁食奶油面包的原因 ▶

☞ 奶油面包的脂肪、胆固醇含量高，多盐，过量食用会使血压升高，应禁食。

盐

慎食盐的原因 ▶

☞ 盐中所含的氯化钠易增加血管中的水分，加大血管壁压力，使血压升高，应慎吃。

味精

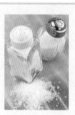

慎食味精的原因 ▶

☞ 味精所含的谷氨酸钠会使血容量增加，从而使血压升高，应慎吃。

披萨

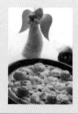

慎食披萨的原因 ▶

☞ 披萨中的调味酱、火腿和香肠等配料含有大量盐，易使血压升高，应慎食。

汉堡包

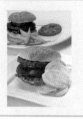

慎食汉堡包的原因 ▶

☞ 汉堡包味咸，多盐，易使血压升高，应少吃。

油炸土豆

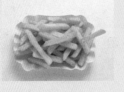

慎食油炸土豆的原因 ▶

☞ 油炸土豆含高油脂和氧化物质，常吃易导致肥胖，加重病情，应少吃。

果冻

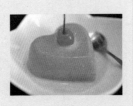

慎食果冻的原因 ▶

☞ 果冻是隐藏性高盐食物，含大量钠，过多食用易使血压升高，应少吃。

腊肉

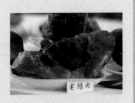

慎食腊肉的原因 ▶

☞ 腊肉属于腌制食品，含大量盐、胆固醇，对高血压病情不利，应少吃。

香肠

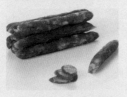

慎食香肠的原因 ▶

☞ 香肠属于高脂肪、高盐熏制食品，盐摄入过多将直接导致血压升高，应少吃。

火腿

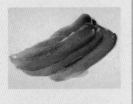

慎食火腿的原因 ▶

☞ 火腿是用盐腌制后又经火烤而成的，含盐量高，高血压患者应少吃。

火腿肠

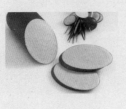

慎食火腿肠的原因 ▶

☞ 火腿肠含大量亚硝酸盐，摄入过多会发胖，导致血压升高，应少吃。

午餐肉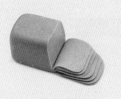

慎食午餐肉的原因 ▶

☞ 午餐肉的钠含量高，会使血压升高，应少吃。

培根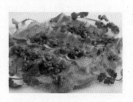

慎食培根的原因 ▶

☞ 培根含大量钠，多脂肪，多胆固醇，常吃会加重高血压病情，应少吃。

热狗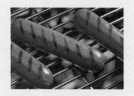

慎食热狗的原因 ▶

☞ 热狗是含盐量多的肉制品，常吃会使血压升高，要少吃。

腊鱼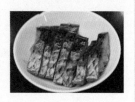

慎食腊鱼的原因 ▶

☞ 腊鱼含亚硝酸盐，不仅会致癌，而且会使血压升高，应少吃。

泡菜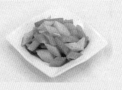

慎食泡菜的原因 ▶

☞ 泡菜是腌制食品，含盐量高，经常食用会使血压升高，应少吃。

咸菜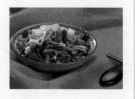

慎食咸菜的原因 ▶

☞ 咸菜是用食盐腌制而成的，盐量高，长期食用会使血管硬化，导致血压升高，应少吃。

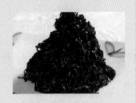

梅菜

慎食梅菜的原因 ▶

☞ 梅菜是用盐腌制而成的，含高盐，吃后易使血压升高，要少吃。

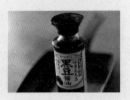

酱油

慎食酱油的原因 ▶

☞ 酱油含一定量的钠离子，过多摄入会使血压升高，高血压患者要少吃。

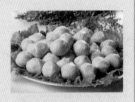

鱼丸

慎食鱼丸的原因 ▶

☞ 鱼丸含有油脂、盐，常吃易加重高血压病情，要少吃。

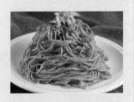

凉面

慎食凉面的原因 ▶

☞ 凉面含钠多，过多摄入会使血压升高，高血压患者应少吃。

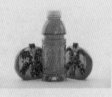

市售蔬果汁

慎喝蔬果汁的原因 ▶

☞ 果汁含盐多，过多摄入会使体内钠含量增多，使血压升高，应少喝。

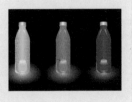

运动饮料

慎喝运动饮料的原因 ▶

☞ 运动饮料含有钠，过量摄入钠会使心脏负荷加重，导致血压升高，应少喝。

罐头食品

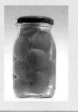

慎食罐头食品的原因

☞ 罐头食品中含大量盐，过多摄入易使血压升高，高血压患者应少吃。

夹心饼干

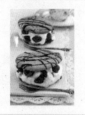

慎食夹心饼干的原因

☞ 夹心饼干含糖、盐量过高，不易消化，应少吃。

苏打饼干

慎食苏打饼干的原因

☞ 苏打饼干含高脂肪，吃后易发胖，还会增加钠的摄入，可使血压升高，应少吃。

百吉饼

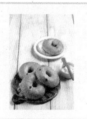

慎食百吉饼的原因

☞ 百吉饼含盐量高，多食会使血压升高，还易产生胀气，对健康不利，应少吃。

烤面包

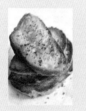

慎食烤面包的原因

☞ 烤面包属于高盐食物，吃后易口渴，让人多喝水，还会增加钠的摄入，所以高血压患者宜少吃。

巧克力面包

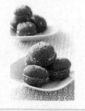

慎食巧克力面包的原因

☞ 巧克力面包含钠、咖啡因，这两种成分会使血压迅速升高，应少吃。

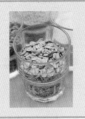

麦片

慎食麦片的原因 ▶

☞ 麦片中含有氢化油，过多食用会改变身体的正常代谢，加重高血压病情，应少吃。

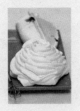

奶油

慎食奶油的原因 ▶

☞ 奶油含高胆固醇，多盐，长期食用会使动脉内的脂肪沉积，加重高血压病情，应少吃或不吃。

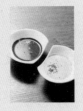

芝麻酱

慎食芝麻酱的原因 ▶

☞ 芝麻酱含高脂肪，过多摄入易肥胖，使血压升高，应慎食。

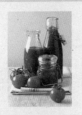

番茄酱

慎食番茄酱的原因 ▶

☞ 番茄酱属于隐藏盐调味品，过量摄入会导致体内增加钠的含量，使血压升高，应少吃。

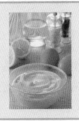

蛋黄酱

慎食蛋黄酱的原因 ▶

☞ 蛋黄酱含高胆固醇、高盐，常吃易使人发胖，对高血压患者病情不利，应少吃。

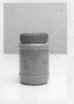

花生酱

慎食花生酱的原因 ▶

☞ 花生酱含高盐、高脂肪，易使血脂升高，高血压患者应少吃。

高血压患者慎食或禁食的中药材

陈皮

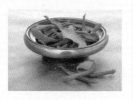

禁食陈皮的原因 ▶

☞ 陈皮可使血管产生轻度的收缩，迅速升高血压，应禁食。

甘草

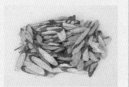

禁食甘草的原因 ▶

☞ 甘草中所含的甘草甜素可水解成甘草次酸，会使血压升高，应禁食。

人参

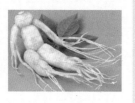

禁食人参的原因 ▶

☞ 人参性温，味甘苦，温补壮阳，可助热上火，高血压患者禁食用。

枳实

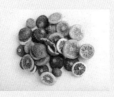

禁食枳实的原因 ▶

☞ 枳实易增加心输出量，收缩血管，提高总外周阻力，使压力上升，高血压患者应禁食。

蓖麻子

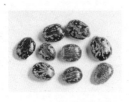

禁食蓖麻子的原因 ▶

☞ 蓖麻毒蛋白会使血压上升，导致脉搏、呼吸加快或潮气量增加，高血压患者应禁食。

麻黄

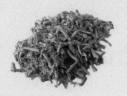

禁食麻黄的原因 ▶

☞ 麻黄会增强心肌收缩力，使血输出量增加，从而导致血压升高，应禁食。

青皮

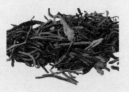

禁食青皮的原因 ▶

☞ 青皮对心肌兴奋性、收缩性、传导性有明显正性作用，易使血压升高，应禁食。

白鲜皮

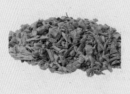

禁食白鲜皮的原因 ▶

☞ 白鲜皮中所含的白藓碱会增大心肌张力，增加心输出量，使血压上升，应禁食。

细辛

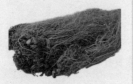

禁食细辛的原因 ▶

☞ 细辛所含的挥发油易使心脏兴奋，增加冠脉流量，使血压迅速上升，应禁食。

小蓟

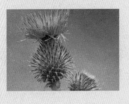

禁食小蓟的原因 ▶

☞ 小蓟能强心，收缩血管，使血压迅速上升，应禁食。

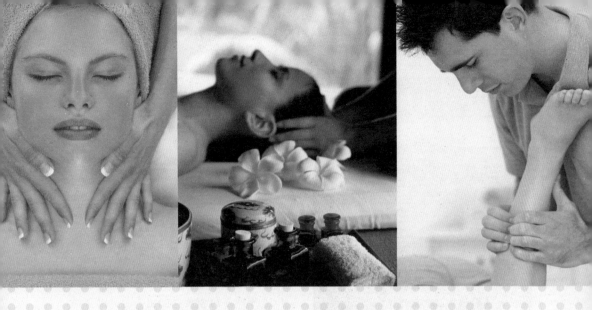

Part 4
中医降血压

降压不用吃药也能好？中医教你神奇降压法，一为穴位按摩，二为喝茶。中国用穴位治病的文化源远流长，穴位按摩法是很好的辅助降压疗法。一些重要穴位的按摩能调节神经血管运动中枢的功能，促进周身血液循环，使小动脉、微血管扩张，减小循环阻力，从而降低血压。

另外，喝茶也是一种很好的降压方法，用中药泡茶饮用能起到很好的食疗作用。下面，让我们去看一看中医教给大家的降压方法吧！

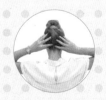
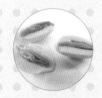
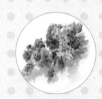
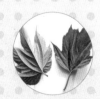

>> 按摩降血压

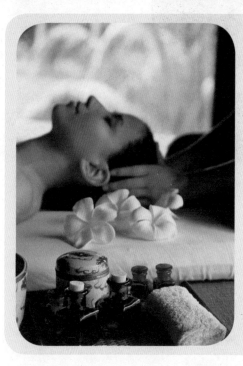

按摩 降压 按摩百会穴

● **取穴方法**

采仰卧势，百会穴在人体的头部，头顶正中心或两耳角直上连线的中点。

● **按摩方法**

用手掌按摩百会穴，分别按顺时针方向和逆时针方向各按摩50圈。

● **按摩功效**

按摩此穴位可治疗头痛，降低血压。

● **注意事项**

按摩穴位前应全身放松，闭眼仰卧在床上。

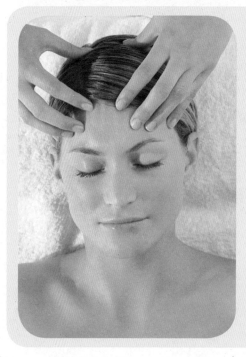

按摩 降压 按摩四神聪

● **取穴方法**

采仰卧势，四神聪穴位于头部，先取头部前后正中线与耳尖连线中点，这个点的前后左右各1寸处即是四神聪穴。

● **按摩方法**

采仰卧位，先用手指有节奏地敲击左右神聪穴，再敲击前后神聪穴，每次3分钟。

● **按摩功效**

经常按摩四神聪穴对促进头部血液循环、增加大脑供血量、助眠安神、降低血压具有重要功效。

● **注意事项**

如果患者病程长、症状重，还可以用按、摩、揉等手法逐一按摩。

按摩头维穴

按摩降压

● **取穴方法**

采仰卧势，头维穴位于人体头侧部，发际点向上一指宽处即是。

● **按摩方法**

采仰卧位，用中指指肚按照顺时针方向按揉头维穴，两侧头维穴可同时按揉，每次按揉2分钟，然后再分别点按半分钟，以有酸胀感为宜。

● **按摩功效**

按摩头维穴能缓解高血压导致的偏头痛、视力模糊等症状。

● **注意事项**

点按穴位时要在瞬间吐尽空气的同时按压。

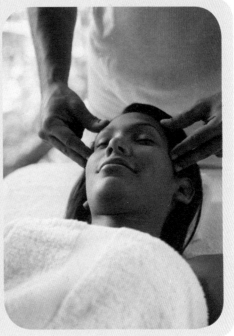

按摩人中穴

按摩降压

● **取穴方法**

采坐位，人中穴位于人体面部，上唇的上中部，人中沟的上三分之一与中三分之一相交处即是。

● **按摩方法**

采仰卧位，用拇指尖掐住人中穴大约1分钟，要稍微用力，以感到有酸胀感为宜。

● **按摩功效**

点掐人中穴可改善因血压过高而导致的昏迷、呼吸困难。

● **注意事项**

刺激人中时会影响人的呼吸，如果连续刺激，则易引起呼吸持续性抑制。因此，要适当地有节奏性地刺激，这样有利于呼吸有节律性运行。

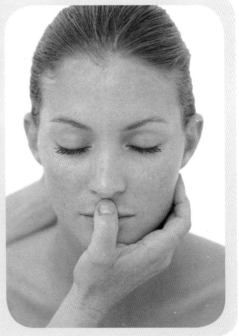

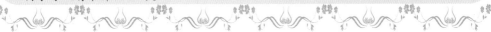

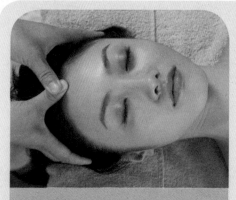

●注意事项　以按到有酸麻感为宜。

按摩降压 按摩上星穴

● 取穴方法　采仰卧势，上星穴位于人体头部，先将前额的头发往上梳起，以鼻尖为起点向上做一条竖线，然后用大拇指的横纹在头发起始处量一横指，而手指的另一端即上星穴。

● 按摩方法　采仰卧位，用拇指按在上星穴处按摩50～100次。

● 按摩功效　经常按摩能降低血压，缓解头痛。

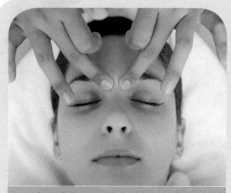

●注意事项　按摩攒竹穴时，力度要均匀，这样才能达到减轻头痛的效果。

按摩降压 按摩攒竹穴

● 取穴方法　采仰卧势，攒竹穴位于人体面部，眉毛内侧边缘凹陷的地方即是攒竹穴。

● 按摩方法　采仰卧位，用双手拇指从眉心起交替地向上直推至前发际处，每次推30～50次。

● 按摩功效　经常按摩可缓解头痛、眼睛疲劳，降低血压。

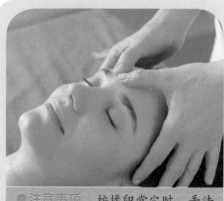

●注意事项　按揉印堂穴时，手法应该遵循柔和、持久和渗透的原则。

按摩降压 按摩印堂穴

● 取穴方法　采仰卧势，印堂穴位于人体面部，两个眉头连线的中点处即是此穴。

● 按摩方法　采仰卧位，用拇指和食指轻揪印堂穴，揪穴同时要轻柔和缓地揉动，以局部有发麻、发胀感为宜，每次揪揉2分钟。

● 按摩功效　按摩印堂穴能改善高血压引起的头痛、眩晕、血压偏高等症。

按摩降压 按摩四白穴

- **取穴方法** 采仰卧势，四白穴位于人体面部，双眼平视前方，瞳孔正中央下大约2厘米处即是。
- **按摩方法** 采仰卧位，闭上双眼，用双手食指稍微用力按压，早、中、晚各按一组。按揉一圈为1拍。
- **按摩功效** 经常按摩四白穴可增强眼睛机能，改善高血压导致的头痛。

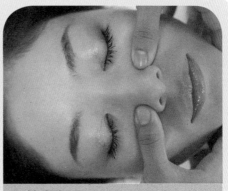

- **注意事项** 按揉四白穴时，手指不要移动，按揉面不需要太大。

按摩降压 按摩太阳穴

- **取穴方法** 采仰卧势，太阳穴位于人体头侧面，眉梢和外眼角的中间向后一横指凹陷的地方即是。
- **按摩方法** 采仰卧位，手掌贴在头上，然后用拇指指肚分别按在头两侧的太阳穴上，稍微用力，直至有微痛感，分别按顺时针和逆时针方向揉按10～20次。
- **按摩功效** 按摩太阳穴能缓解因高血压引起的头痛，醒脑明目。

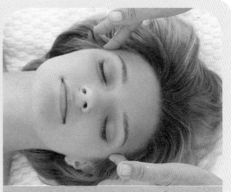

- **注意事项** 按摩穴位前，先端正身体，挺胸收腹，将手掌搓热后按揉。

按摩降压 按摩翳风穴

- **取穴方法** 采仰卧势，翳风穴位于人体头侧部，耳朵下方耳垂后遮住的凹陷处中间。
- **按摩方法** 采侧卧位，用双手中指稍用力按压翳风穴，分别按顺时针方向和逆时针方向按揉，每次揉2分钟，以局部感到酸胀感为宜。
- **按摩功效** 按摩翳风穴能改善高血压引起的头晕目眩、耳鸣、头痛等症。

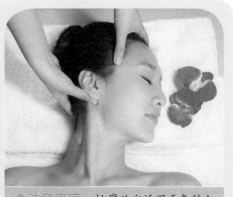

- **注意事项** 按摩此穴适用于各种人群，不限时段，每天按摩1～2次即可。

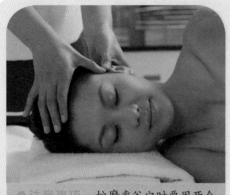

●注意事项 按摩率谷穴时要用两个食指指肚同时前后揉动，力度要适中。

按摩降压 按摩率谷穴

● 取穴方法 采侧卧势，率谷穴位于人体头部，耳尖直上进入发际1.5寸处。

● 按摩方法 采侧卧势，用食指或中指顺时针方向按揉头两侧的率谷穴，以按到有酸胀感为宜，每次按揉2分钟。

● 按摩功效 按摩此穴能缓解因高血压导致的偏头痛、头晕等症状。

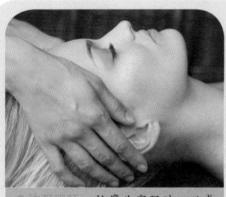

●注意事项 按摩头窍阴时，以感到酸胀感为宜。

按摩降压 按摩头窍阴

● 取穴方法 采仰卧势，头窍阴位于人体头部，耳后高骨的后上方，天冲穴与完骨穴弧形连线的中1/3与下1/3交点即是。

● 按摩方法 采仰卧势，用拇指稍用力按压头窍阴半分钟，按顺时针方向按揉2分钟。

● 按摩功效 按摩头窍阴可缓解高血压所致的偏头痛、耳鸣等症。

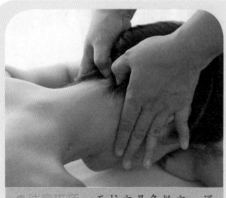

●注意事项 天柱穴是急救穴，涌泉穴才是日常保健穴位。

按摩降压 按摩天柱穴

● 取穴方法 采俯卧势，天柱穴位于人体头部，后颈部有一块突起的肌肉，这块肌肉外侧凹陷的地方，即后发际正中旁开大约2厘米都是天柱穴。

● 按摩方法 采俯卧势，点按天柱穴，每次1分钟，每天1次，以有酸麻胀感为宜。

● 按摩功效 经常点按天柱穴能缓解高血压引起的头晕、恶心、视力减退等症。

按摩降压 按摩风池穴

- **取穴方法** 采正坐势，风池穴位于人体后颈部，后头骨下方，两条大筋外缘陷窝中，几乎与耳垂齐平。
- **按摩方法** 采正坐位，用双手拇指指肚按揉两侧风池穴，顺时针按揉，一周为1拍，每次做32拍。
- **按摩功效** 按摩风池穴能缓解高血压引起的头晕、头痛发热、耳鸣等症。

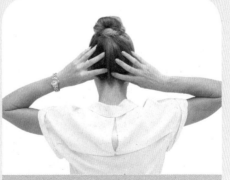

- **注意事项** 按揉风池穴时，以患者有酸胀感为度。

按摩降压 按摩安眠穴

- **取穴方法** 采仰卧位，安眠穴位于头侧部，将拇指指关节屈成90度，用第一节指横纹夹住耳垂的下边，其余四根手指直立在头侧部，大拇指指尖下所按的地方即是。
- **按摩方法** 采取仰卧位，用拇指指肚按住穴位，做旋转按揉，每次按揉2~3分钟。
- **按摩功效** 平肝息风，安神养心，帮助入眠。

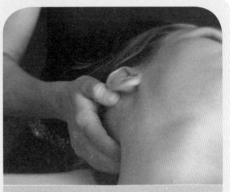

- **注意事项** 手的力量不要太重，因为过强的刺激对助眠没有好处。

按摩降压 按摩听宫穴

- **取穴方法** 采仰卧势，听宫穴位于头侧部，耳屏前部，耳珠平行缺口的凹陷处，耳门穴的稍下部即是。
- **按摩方法** 采仰卧势，目视前方，嘴微张开，举起双手，掌心朝前，然后用拇指指尖垂直插入耳屏前面凹陷处，用双手大拇指轻轻揉按听宫穴，每次按揉1~3分钟。
- **按摩功效** 缓解头痛、头晕、耳鸣、视力下降等症。

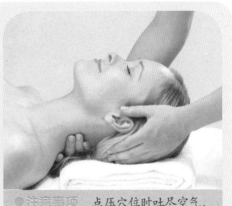

- **注意事项** 点压穴位时吐尽空气，按压时喊"啊……"疗效会更好。

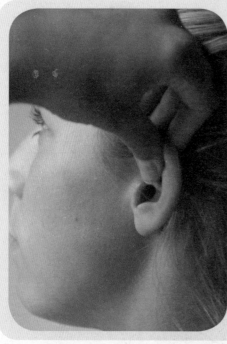

按摩 按摩降压沟
降压

● 取穴方法

采正坐势，耳背由内上方斜向外下方的凹沟。

● 按摩方法

采正坐位，用拇指、食指捏住耳廓，拇指置于耳背，食指近端指关节屈曲置于耳郭内面，食指不动，用拇指螺纹面自耳郭背面隆起的上端向耳垂方向单方向抹动，左右各50次。

● 按摩功效

经常按摩可帮助降血压。

● 注意事项

从上到下按摩，从下往上推。

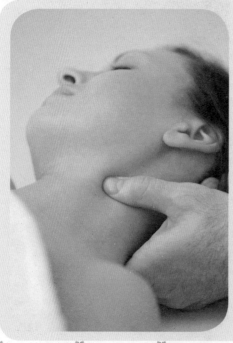

按摩 按摩天牖穴
降压

● 取穴方法

采仰卧势，天牖穴位于人体颈侧部，耳根后下方有一块隆起的骨头，这块骨头向下大约一寸处即是。

● 按摩方法

采仰卧位，用拇指指肚按住天牖穴，力度适中，以感到有酸胀感或酸痛感为宜，每次按揉3分钟。

● 按摩功效

按摩天牖穴能缓解因高血压而引起的头晕、耳鸣等症状。

● 注意事项

按压这个穴位时力度要稍微大一些，应把天牖穴按压到发软。

按摩 降压 按摩人迎穴

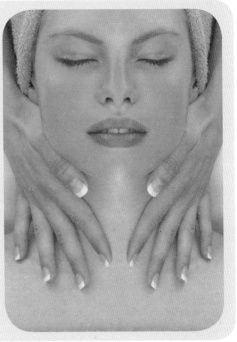

● 取穴方法

采仰卧势，人迎穴位于人体颈部，喉结外侧约3厘米处即是，左右各一穴。

● 按摩方法

采仰卧位，除拇指外，双手并拢四指，分别夹住喉结的两则，按住人迎穴，稍微用力，使脖颈先慢慢向右倾斜，然后再慢慢向左倾斜，重复这个动作7～15次。

● 按摩功效

按摩人迎穴能缓解高血压引起的心慌等症。

● 注意事项

按摩人迎穴，每天可操作2～3次。坚持每天进行，能使血压降低并稳定。

按摩 降压 按摩大椎穴

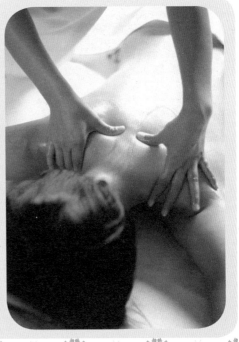

● 取穴方法

采俯卧势，低头，大椎穴位于人体颈部的下方，第七颈椎棘突凹陷的地方即是。

● 按摩方法

采俯卧势，将四指并拢，先将左手放在颈部，反复斜着摩擦大椎穴，每次摩擦30～50次，然后用右手重复这个动作，以局部感到发热为宜。

● 按摩功效

按摩大椎穴能缓解高血压引起的恶心等症。

● 注意事项

对于年幼、年老和骨质疏松的人，在按摩过程中力度要轻柔，以免挫伤颈椎。

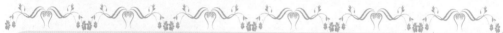

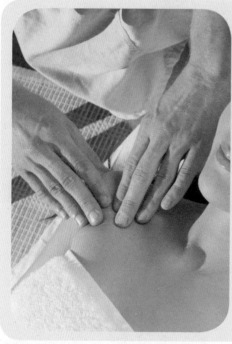

按摩 按摩中府穴
降压

● **取穴方法**

采仰卧势，中府穴位于人体胸外侧，两手叉腰站立，锁骨外侧端下端的三角窝中心是云门穴，从三角窝正中垂直向下推一条肋骨即是中府穴，左右各一穴。

● **按摩方法**

采仰卧位，用中指点按住穴位不动大约半分钟，接着向外揉2分钟。

● **按摩功效**

刺激此穴可赶出淤积在体内的热邪，使血压随之下降。

● **注意事项**

按摩中府穴时，力度以穴位处有酸麻胀感为宜。每天2~3次，坚持规律按摩，方可收到效果。

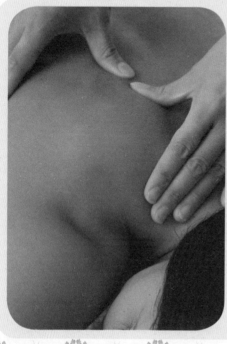

按摩 按摩天宗穴
降压

● **取穴方法**

采俯卧势，天宗穴位于人体肩胛部，将双手的食指、中指、无名指、小指搭在患者的肩膀上，然后拇指自然向下，拇指指端所指的部位即是天宗穴。

● **按摩方法**

患者采俯卧势，按摩者用双手拇指按住天宗穴，分别按顺时针方向和逆时针方向按揉1分钟。

● **按摩功效**

按摩天宗穴能缓解高血压引起的肢体麻木、颈背部肌肉紧张、酸痛等症。

● **注意事项**

按揉天宗穴时，点按时要稍微用力，揉时要轻柔，这样才能达到疗效。

按摩降压 按摩阳溪穴

● 取穴方法

采仰卧势，将拇指尽力朝上，然后将手掌向上抬起，从手背沿着大拇指和鱼际下来，接近手腕处的凹陷就是阳溪穴。

● 按摩方法

采仰卧位，用食指尖按住阳溪穴不动，然后指尖不停地按揉，每次揉3~5分钟，双手交替进行点按。

● 按摩功效

按摩阳溪穴能改善高血压引起的头痛、中风等症。

● 注意事项

如果血压达到180~200毫米汞柱，则可同时刺激合谷穴和阳溪穴。

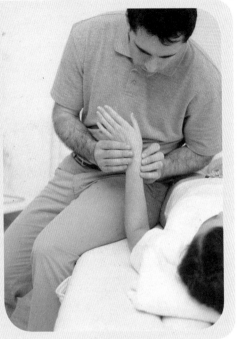

按摩降压 按摩外关穴

● 取穴方法

采仰卧势，外关穴位于人体前臂背侧，手腕横纹向上三指宽处即是。

● 按摩方法

采仰卧位，用拇指点按住外关穴大约1分钟，然后分别按顺时针方向和逆时针方向按揉1分钟，以局部感到酸胀为宜。

● 按摩功效

按摩外关穴能改善肝胆火旺、阳火上冲头脑所导致的高血压。

● 注意事项

按摩外关穴时，最好采取正坐或者仰卧势，手要自然下垂，这样按揉穴位时能保证气血运行畅通，使三焦经的阳气分散在体表，效果更好。

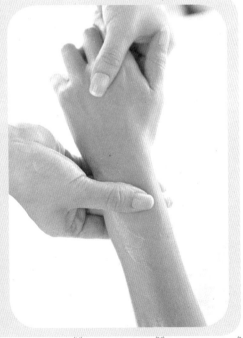

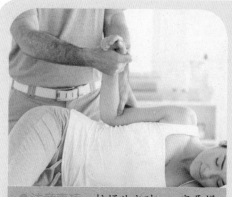

●注意事项 按揉此穴时，一定要揉到酸疼或者酸胀，这样才会有疗效。

按摩降压 按摩尺泽穴

● 取穴方法 采侧卧势，尺泽穴位于人体手臂肘部，手掌朝上，尺泽穴位于肘内侧横纹上偏外侧一拇指宽凹陷的地方即是。

● 按摩方法 采侧卧位，将手臂半弯屈，然后用对侧拇指肚按住此穴，轻揉，以有酸胀感为宜，每侧按揉1分钟。

● 按摩功效 按摩尺泽穴能改善高血压病情。

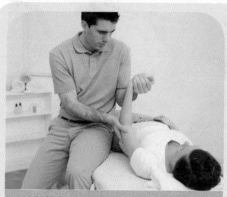

●注意事项 按揉此穴容易导致流产，孕妇禁用。

按摩降压 按摩曲池穴

● 取穴方法 采仰卧势，曲池穴位于人体肘部，弯曲肘部，肘横纹的尽处即是曲池穴。

● 按摩方法 采仰卧位，用右手拇指按曲池穴，然后分别按顺时针方向和逆时针方向按揉，每次按揉2分钟，以有酸胀感为宜。

● 按摩功效 按摩曲池穴能缓解高血压引起的头痛、头晕、手臂麻木等症。

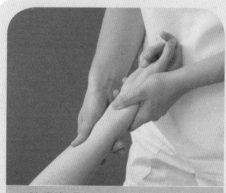

●注意事项 按揉此穴不必太大力气，略微感到有酸胀感即可。

按摩降压 按摩内关穴

● 取穴方法 采仰卧势，内关穴位于人体前臂掌侧，腕关节的横纹上大约三横指宽处即是。

● 按摩方法 采仰卧位，用拇指指尖按住对侧内关穴，食指按住外关穴，然后对按20～30次。

● 按摩功效 按摩内关穴能改善高血压引起的心慌心悸、失眠、胸闷、心烦等症。

按摩神门穴

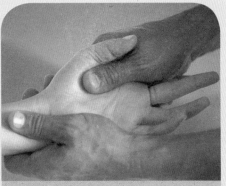

- **取穴方法** 采正坐，仰掌势，神门穴位于人体手腕部，腕关节手掌侧，尺侧腕屈肌腱的桡侧凹陷的地方即是。
- **按摩方法** 采正坐位，用拇指尖按住对侧神门穴大约1分钟，以局部感到酸胀为佳，左右手交替进行。
- **按摩功效** 按摩神门穴能缓解高血压引起的心慌、神经衰弱、失眠等症。
- **注意事项** 可持续按压到痛点有所缓解，力道要适中。

按摩阳谷穴

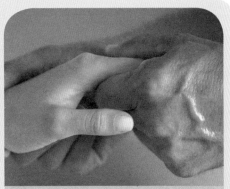

- **取穴方法** 采正坐势，阳谷穴位于人体手腕尺侧部，腕背横纹的尺侧处即是。
- **按摩方法** 采正坐位，将前臂半屈，用拇指指肚压住阳谷穴，按顺时针方向按揉3分钟，要稍微用力，以局部感到酸胀为宜。
- **按摩功效** 按摩阳谷穴能缓解高血压引起的耳鸣、耳聋、头痛、目眩等症。
- **注意事项** 按摩时应该保持心情平和。

按摩心俞穴

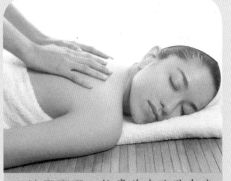

- **取穴方法** 采俯卧势，心俞穴位于人体腰背部，第五胸椎棘突下方，左右旁开二指宽处即是心俞穴。
- **按摩方法** 采俯卧位，用中指指肚按在心俞穴上，按顺时针方向按揉2分钟，双手交替进行，以局部感到酸胀为宜。
- **按摩功效** 按摩心俞穴能改善高血压引起的心痛、失眠、健忘、心慌气短等症。
- **注意事项** 按摩前先伏卧在床上，双腿并拢，每天按摩2~3次。

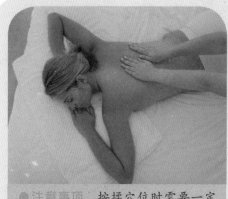

●注意事项　按揉穴位时需要一定的力度才能将经脉打通。

按摩降压 按摩肝俞穴

● 取穴方法　采俯卧势，肝俞穴位于人体背部，低头时从最高隆起的骨头算起，第九个突起的骨头下方凹陷的地方，左右各两横指宽处即是。

● 按摩方法　采俯卧位，双手握拳，用中指指关节突起的部位按住肝俞穴，然后按照顺指针方向按揉，每次按揉2分钟，以有酸胀感为宜。

● 按摩功效　缓解腰背痛、失眠、眩晕、烦躁易怒等症状。

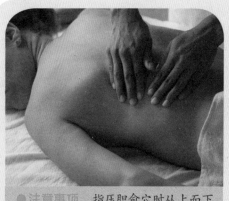

●注意事项　指压胆俞穴时从上而下强压6秒，每天5次，每次按压5下。

按摩降压 按摩胆俞穴

● 取穴方法　采俯卧势，胆俞穴位于人体背部，第十胸椎棘突下方，左右两横指宽处即是胆俞穴。

● 按摩方法　采俯卧位，双手握拳，四指并拢稍屈，用关节突起部点按胆俞穴，每次点揉2分钟，以有酸胀感为宜。

● 按摩功效　按摩胆俞穴能改善高血压引起的失眠多梦、血压偏高等症。

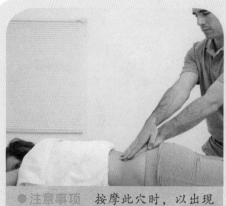

●注意事项　按摩此穴时，以出现酸胀感且腰部发热为宜。

按摩降压 按摩肾俞穴

● 取穴方法　采俯卧姿势，肾俞穴位于人体腰部，第二腰椎棘突下方，左右二指宽处即是。

● 按摩方法　双掌摩擦至热，放在肾俞穴上，反复3~5分钟；或者直接用手指按揉肾俞穴，至出现酸胀感且腰部微微发热。

● 按摩功效　主治高血压、精力减退、耳鸣等。

按摩志室穴

按摩降压

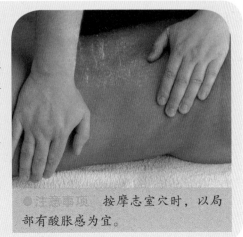

- ●取穴方法　采俯卧势，志室穴位于人体腰部，第二腰椎棘突的下端，左右5厘米处即是。
- ●按摩方法　患者采取俯卧势，按摩者用双手拇指重叠按在志室穴上1分钟，然后分别按顺时针和逆时针方向按揉1分钟。
- ●按摩功效　按摩志室穴能缓解高血压引起的腰背酸痛、水肿、阳痿等症。

●注意事项　按摩志室穴时，以局部有酸胀感为宜。

按摩三焦俞

按摩降压

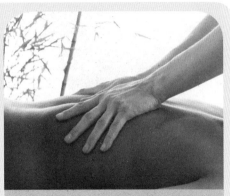

- ●取穴方法　采俯卧势，三焦俞穴位于人体腰部，第一腰椎棘突的下方，左右旁开两横指宽处即是。
- ●按摩方法　患者采俯卧位，按摩者用双手大拇指分别按顺时针方向和逆时针方向按揉大约2分钟，以局部感到酸胀为宜。
- ●按摩功效　按摩三焦俞穴能调节全身水液代谢，治疗肥胖、腰痛、尿急等症。

●注意事项　点压此穴时，注意要一边吐气，一边强压。

按摩阴陵泉

按摩降压

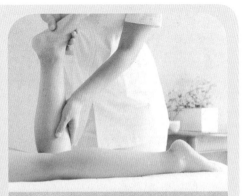

- ●取穴方法　采俯卧势，阴陵泉穴位于人体小腿的内侧，用拇指沿小腿内侧骨的内缘自下向上推按，当拇指推按到膝关节下方胫骨向上弯曲凹陷处即是。
- ●按摩方法　采俯卧势，用拇指按住阴陵泉穴，然后分别按顺时针方向和逆时针方向按揉2分钟，以局部有酸胀感为宜。
- ●按摩功效　按摩阴陵泉能缓解高血压引起的头痛、头晕、腹胀等症。

●注意事项　按摩时手法要轻柔、和缓、均匀，力度应以感到舒适为宜。

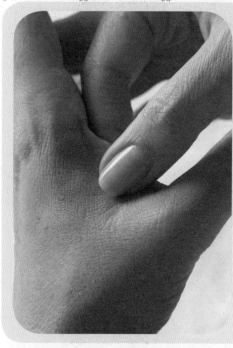

按摩降压 按摩合谷穴

● 取穴方法

采仰卧势，合谷穴位于人体手背部，拇指和食指张开，用另一只手拇指关节横纹放在虎口上，然后将拇指下压即是。

● 按摩方法

采仰卧位，用拇指指端按在合谷穴上，稍微用力捻动，每次按揉10分钟，每天2~3次。

● 按摩功效

按摩合谷穴能缓解高血压引起的失眠、视力减退、头痛等症状。

● 注意事项

指压合谷穴时，应朝着小指方向用力，而不是垂直手背地直上直下按压，这样才能发挥按摩这个穴位的疗效。

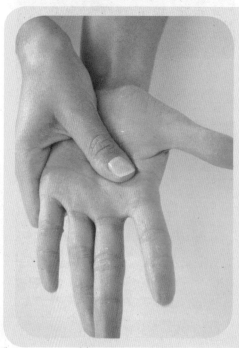

按摩降压 按摩劳宫穴

● 取穴方法

采仰卧势，劳宫穴位于人体上肢手掌心，在第二、三掌骨之间，偏于第三掌骨，握拳，中指指尖下方即是。

● 按摩方法

采仰卧位，用拇指按压另一只手的劳宫穴，逐个按到每个指尖，然后左右手交替进行。

● 按摩功效

按摩劳宫穴能缓解因生气、激动突然上升的血压。

● 注意事项

按压时，应该保持心平气和，呼吸均匀。

按摩 降压　按摩命门穴

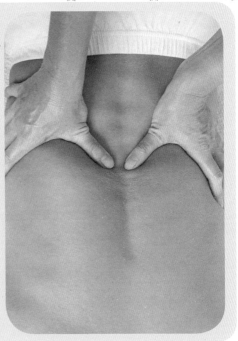

● **取穴方法**

采俯卧势，命门穴位于人体腰部，第二腰椎棘突下的凹陷处，用指按压时会有非常强烈的压痛感。

● **按摩方法**

采俯卧位，用大拇指按住命门穴，分别按顺时针方向和逆时针方向按揉2分钟，以局部感到酸胀为宜。

● **按摩功效**

按摩命门穴能缓解高血压引起的月经不调、阳痿早泄、全身疲劳等症。

● **注意事项**

按摩时，从命门穴上方约20厘米处沿着脊柱往下行，直到命门穴时缓慢按揉，再用掌心推擦命门穴，以感到发烫为宜。

按摩 降压　按摩委中穴

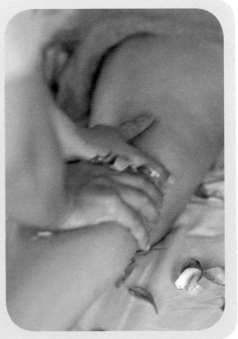

● **取穴方法**

采俯卧势，屈腿，膝关节后侧横纹的中点处即是委中穴。

● **按摩方法**

采俯卧位，用中指或者食指按在委中穴上，力度由轻渐重按揉2分钟。

● **按摩功效**

常按摩委中穴能缓解高血压引起的下肢肿胀、肢体麻木等。

● **注意事项**

在日常生活中可以经常按摩委中穴。按摩时，力度要稍微大点，这样虽然会有疼痛感，但却对身体十分有益。

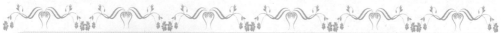

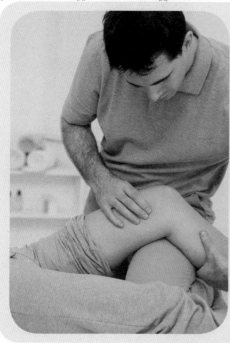

按摩降压 按摩血海穴

● 取穴方法

采仰卧势，将腿伸直，在膝盖内侧会出现一个凹陷的地方，在凹陷的上方有一块隆起的肌肉，肌肉的顶端就是血海穴。

● 按摩方法

采仰卧位，用指腹按揉血海穴，轻用力按揉2分钟，以局部有酸胀感为度。

● 按摩功效

经常按摩可促进气血生成，调节水液代谢，加快脂肪消耗，使大腿肌肉结实，消除高血压所致的水肿。

● 注意事项

力量要轻柔，能感到穴位处有酸胀感即可。

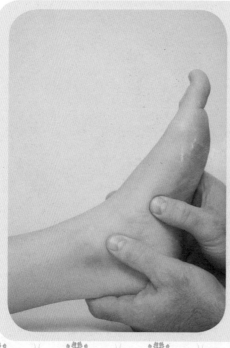

按摩降压 按摩照海穴

● 取穴方法

采仰卧势，照海穴位于人体脚部，找到脚踝内侧凸起的骨头，然后沿着内踝尖向下，会摸到一个凹陷，用手指稍用力按，会有发麻或酸胀感，这就是照海穴。

● 按摩方法

采仰卧位，用拇指指肚点压住照海穴大约1分钟，开始旋转按揉，方向以向着心脏的方向为准，每分钟按揉100～120次，中间不可停顿。

● 按摩功效

按摩照海穴能缓解高血压引起的失眠、惊恐不安、尿频等症。

● 注意事项

按摩时要垂直加压力，但力度不可太大。

按摩降压 按摩阳陵泉

● 取穴方法

采仰卧势，屈膝90度，膝盖外侧有两个突起，前上方的是胫骨小头，而后偏下方的是腓骨小头，将这两点连线做成一个直角形，第三点就是阳陵泉穴。

● 按摩方法

采仰卧位，用拇指指尖用力掐按住阳陵泉穴，其余四指并拢托住腿肚，用力按揉3分钟。

● 按摩功效

按摩阳陵泉穴能缓解高血压引起的血压偏高、耳鸣、失眠多梦等症。

● 注意事项

按摩阳陵泉时可以适当用力。

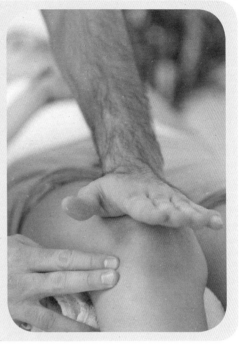

按摩降压 按摩丰隆穴

● 取穴方法

采仰卧势，丰隆穴位于人体小腿前外侧，外脚踝尖上8寸处即是。

● 按摩方法

采俯卧势，用双手拇指指肚按住丰隆穴，然后按顺时针方向按揉2分钟，以局部有酸胀感为宜。

● 按摩功效

按摩丰隆穴能降低外周血管阻力，使血压下降。

● 注意事项

点揉丰隆穴时，拇指指尖先立起来，然后垂直向下点，以感到酸痛为佳，之后再按揉，每次按揉3～5分钟。

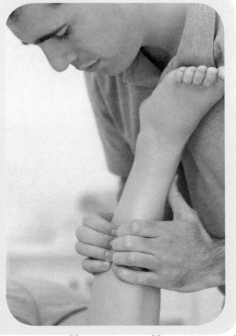

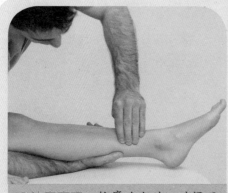

按摩降压 按摩三阴交

- **取穴方法**　采仰卧势，三阴交位于人体小腿内侧，脚踝骨的最高点向上四横指宽处即是。
- **按摩方法**　采仰卧势，用拇指按住三阴交，分别按顺时针方向和逆时针方向按揉2分钟。
- **按摩功效**　按摩三阴交能缓解高血压引起的血压偏高、失眠、心慌、小便不利等症。

- **注意事项**　按摩此穴时，时间不宜过长，以15分钟为宜。

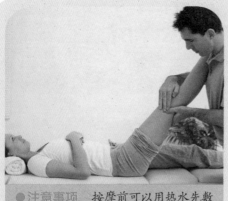

按摩降压 按摩梁丘穴

- **取穴方法**　采仰卧位，将脚用力伸直，膝盖骨的外侧会出现一条细长肌肉的凹陷，朝大腿用力按压这个凹陷处的上方会有震动感，这就是梁丘穴。
- **按摩方法**　采仰卧位，屈膝，用双手的拇指尖按压此穴，然后向外揉2分钟。
- **按摩功效**　按摩梁丘穴能缓解高血压引起的肢体麻木。

- **注意事项**　按摩前可以用热水先敷穴位，然后再按摩效果会更好。

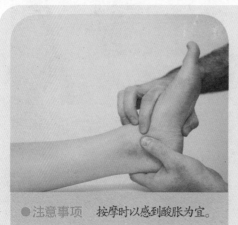

按摩降压 按摩商丘穴

- **取穴方法**　采仰卧势，人体脚内踝前下方的凹陷处即是商丘穴。
- **按摩方法**　采仰卧位，用拇指按在商丘穴上，按顺时针方向按揉大约2分钟。
- **按摩功效**　按摩商丘穴能促进胆固醇、甘油三酯的代谢，对防治高血压具有重要疗效。

- **注意事项**　按摩时以感到酸胀为宜。

按摩降压 按摩光明穴

●取穴方法　采俯卧势，光明穴位于人体小腿的外侧，外脚踝尖上5寸处，腓骨的前缘即是。

●按摩方法　采俯卧位，先用拇指按揉2分钟，然后再点按半分钟，以感到酸胀为宜。

●按摩功效　按摩光明穴能改善因肝阳上亢导致的高血压。

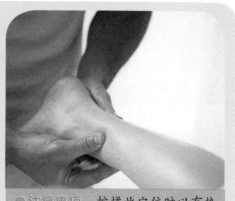

●注意事项　按揉此穴位时以有热感为宜，点穴时以感到酸胀为佳。

按摩降压 按摩涌泉穴

●取穴方法　采仰卧位，跷足，涌泉穴位于人体脚底，脚掌的前三分之一，弯曲脚趾时凹陷的地方即是。

●按摩方法　采仰卧势，用手掌紧贴脚面，从脚趾根沿着踝关节按摩到三阴交一线，反复这个动作30次，然后再用手掌揉搓涌泉穴100次，两脚交替进行。

●按摩功效　按摩涌泉穴能抑制高血压所导致的阳气上亢。

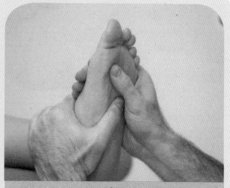

●注意事项　按摩涌泉穴时，应将意识集中在穴位上，手法要有节奏感。

按摩降压 按摩昆仑穴

●取穴方法　采俯卧势，此穴位于脚部，跟腱与外脚踝之间凹陷的地方即是。

●按摩方法　采俯卧位，用拇指指肚自上而下推按昆仑穴2分钟，以局部感到酸胀为宜。

●按摩功效　按摩此穴能缓解高血压引起的失眠、健忘、血压偏高等症。

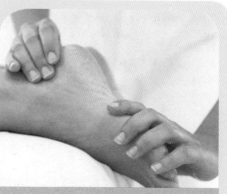

●注意事项　按揉昆仑穴时，可以选择拨动的方法，效果会很明显。

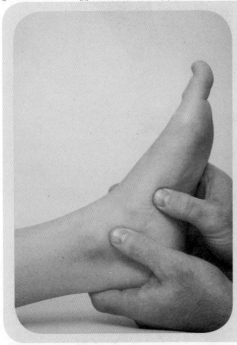

按摩降压 按摩太溪穴

● 取穴方法

采仰卧势，太溪穴位于人体脚的内侧，内踝尖后方与脚跟骨筋腱之间凹陷的地方即是。

● 按摩方法

采仰卧位，用食指按压太溪穴，力度要柔和，以局部有酸胀感为宜。

● 按摩功效

按摩太溪穴能缓解高血压引起的头痛、耳鸣、腰酸等症。

● 注意事项

一年四季都可以按太溪穴，春秋天气干燥，按揉时间可以长一些；夏季按揉时间应短些，因为夏季湿气比较重；冬季每天按揉5分钟即可。

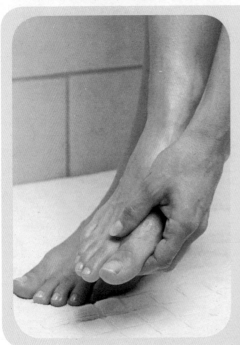

按摩降压 按摩太冲穴

● 取穴方法

采正坐势，太冲穴位于人体脚背部，脚大趾与第二趾根部相交处后方凹陷处即是。

● 按摩方法

采正坐位，用大拇指或者食指按住太冲穴半分钟，然后分别按顺时针方向和逆时针方向按揉1分钟。

● 按摩功效

按摩太冲穴能治疗肝阳上亢导致的高血压病。

● 注意事项

按揉太冲穴时，力度以微痛为宜。要遵循循序渐进的原则，切忌用力过大，否则容易导致皮下瘀血。一个穴位按揉4～5分钟即可。

按摩降压 按摩膻中穴

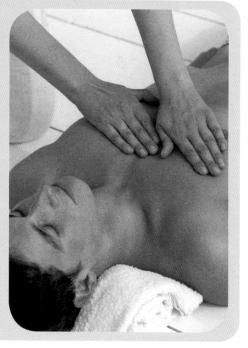

● 取穴方法

采仰卧势，膻中穴位于人体胸部中心处，两乳头连线中点处即是。

● 按摩方法

采仰卧位，用双手拇指指肚按在患者胸骨两边，自内上向外下方沿着肋间隙呈斜向左，单方向地快速推刮，一直推刮到皮下出现一道紫红色的瘀斑。推刮时，可以涂上按摩乳。

● 按摩功效

按摩膻中穴能改善高血压引起的心慌、心悸、血压偏高等症。

● 注意事项

按揉膻中穴时力度要轻柔，动作应有节奏，频率要比推法稍快一些。

按摩降压 按摩下脘穴

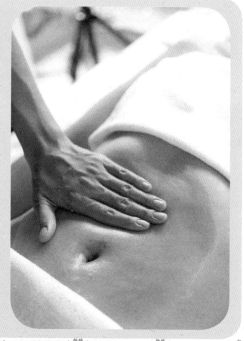

● 取穴方法

下脘穴位于人体胸部，前正中线上，肚脐上大约三横指宽处即是。

● 按摩方法

用拇指或者中指按压住下脘穴大约半分钟，然后再按顺时针方向按揉大约2分钟，以局部出现酸胀感为宜。

● 按摩功效

按摩下脘穴能促进体内胆固醇和甘油三酯的代谢，保护血管，从根本上起到降压的作用。

● 注意事项

冬季按摩此穴位时，可以用热水袋热敷一下，然后再进行按摩，这样效果更好。

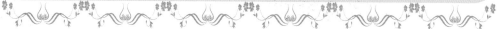

》喝茶降血压

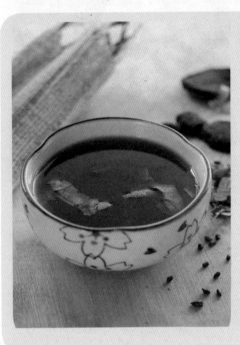

降压药茶 荷叶茶

●材料

　新鲜荷叶3克。

●制作方法

　将新鲜荷叶切碎，加适量水煮沸。

●饮用方法

　代茶饮，不限次数。

●功效

　此茶具有降血压、减肥的作用。

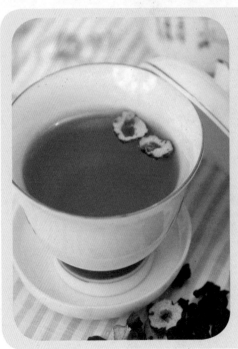

降压药茶 山楂茶

●材料

　山楂30克。

●制作方法

　将山楂洗净，去籽切片，放入锅内，加入适量水煮沸，取汁即可。

●饮用方法

　代茶饮，不限次数。

●功效

　此茶能扩张血管，降低血压、血糖，对治疗高血压具有辅助作用。

降压药茶 白菊花茶

● 材料

白菊花1两，银花1两。

● 制作方法

将白菊花和银花混匀，分4次用开水冲泡15分钟，冲泡2次后，可另换。

● 饮用方法

代茶饮，次数不限。

● 功效

此茶有降血压及减轻高血压引起的头痛、目眩、失眠等症的作用。

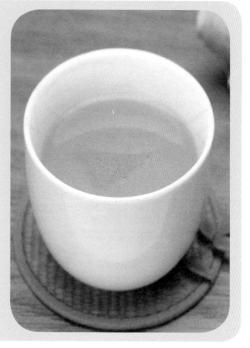

降压药茶 柿子叶茶

● 材料

干柿子叶30克。

● 制作方法

将干柿子叶用水煎2次，然后将汤汁混合分为3份。

● 饮用方法

每次温服1份，每日3次。

● 功效

此茶具有降血压、止渴生津的作用。

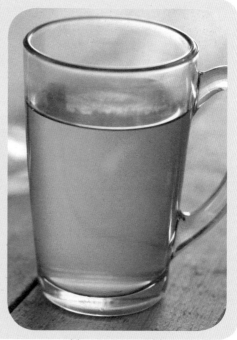

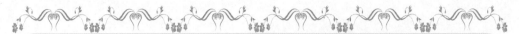

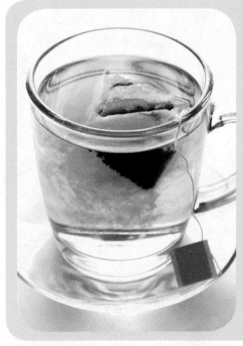

降压药茶 罗布麻茶

● 材料

罗布麻茶15克。

● 制作方法

将罗布麻茶放入炖煮锅内煮10分钟，取汁放在碗内，然后再加300毫升水煎煮5分钟，再取汁放到碗内，再加300毫升水煎煮一次，最后将三次的茶汁放在一起烧开，倒入保温杯内。

● 饮用方法

代茶饮。

● 功效

此茶具有显著降压效果，对消化不良、便秘具有积极治疗作用。

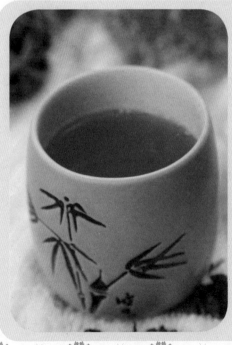

降压药茶 钩藤茶

● 材料

钩藤90克，罗布麻90克，去核红枣10枚。

● 制作方法

将钩藤和罗布麻研成粗末，每次取20克和10枚红枣一起放入保温杯中，加适量开水闷泡10分钟。

● 饮用方法

代茶饮。

● 功效

此茶可缓解高血压引起的血压偏高、失眠等症。

降压药茶 桑寄生茶

● 材料

干桑寄生15克。

● 制作方法

用水煎煮15分钟后饮用。

● 饮用方法

每天早晚各一次。

● 功效

此茶对治疗高血压具有显著疗效。

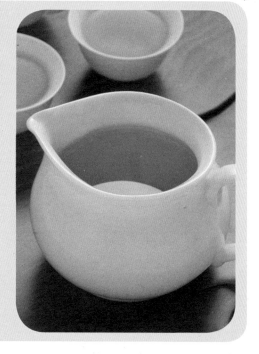

降压药茶 柠檬马蹄茶

● 材料

柠檬1个，马蹄10枚。

● 制作方法

将柠檬和马蹄分别洗净切片，然后将柠檬片和马蹄片放入锅内，加水煎煮。

● 饮用方法

代茶饮。

● 功效

此茶可缓解高血压、心肌梗死症的症状。

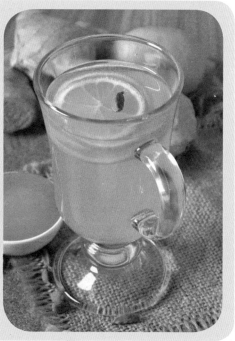

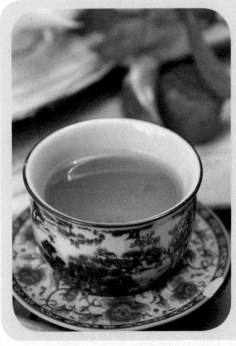

降压药茶 金雀根茶

● 材料

金雀根适量。

● 制作方法

将金雀根去皮，切片晒干。每次取3~5克，洗净，用水煎好，取汁。

● 饮用方法

加适量白糖，分2~3次服用。

● 功效

此茶具有显著降压效果。

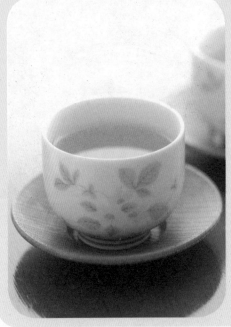

降压药茶 绿茶

● 材料

绿茶适量。

● 制作方法

将茶叶放入杯中，先用开水浸泡50秒，滤去茶水留茶叶。重复以上步骤1次。然后将开水倒入杯中，浸泡茶叶3~5分钟即可饮用。

● 饮用方法

代茶饮。

● 功效

此茶具有降压、降血脂、降血糖的作用。

降压药茶 马兰头根茶

● **材料**

马兰根30克，生地15克。

● **制作方法**

将马兰根、生地放入锅内，加水煎煮，取汁。

● **饮用方法**

一日两次，分服。

● **功效**

对治疗高血压具有显著效果。

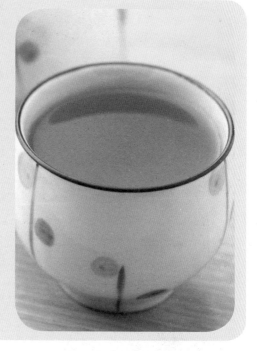

降压药茶 萝芙木根茶

● **材料**

萝芙木根3钱。

● **制作方法**

将萝芙木用水煎煮，取汁。

● **饮用方法**

代茶饮。

● **功效**

此茶具有降压、安神的作用，对高血压引起的头晕、失眠具有显著疗效。

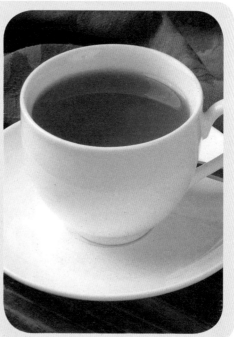

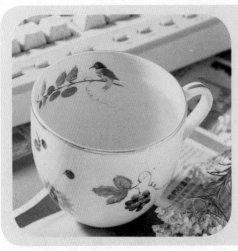

降压药茶 金银花茶

- **材料** 金银花50克，菊花45克，山楂45克，蜂蜜适量。
- **制作方法** 将金银花、菊花、山楂放入锅内，加适量水煎煮30分钟，去渣取汁，然后再加水煎煮，取汁，再烧开。
- **饮用方法** 放凉，加适量蜂蜜饮用。
- **功效** 此茶具有降压、减肥、通便的作用。

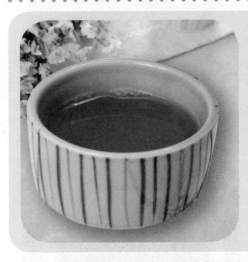

降压药茶 决明子茶

- **材料** 决明子10克。
- **制作方法** 将决明子稍微炒一下，放入杯中，用开水浸泡。
- **饮用方法** 直接泡茶饮用。
- **功效** 此茶具有降压、降脂、润肠通便的作用。

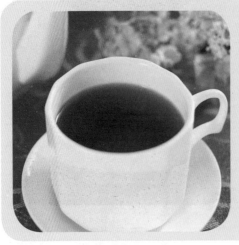

降压药茶 黄芪茶

- **材料** 生黄芪15克，红枣10克。
- **制作方法** 将生黄芪和红枣用水煎30分钟，取汁。
- **饮用方法** 可反复煎泡，代茶饮，每日1剂。
- **功效** 对治疗高血压病、脑动脉硬化具有一定作用。

降压药茶 黑木耳柿饼茶

●材料　黑木耳6克，柿饼50克，红糖适量。

●制作方法　将黑木耳泡发洗净，柿饼去蒂洗净，一同放入锅内，加适量水煮沸，然后转文火煮15分钟，加入适量红糖。

●饮用方法　待其冷却后食用。

●功效　对治疗高血压、冠心病具有重要作用。

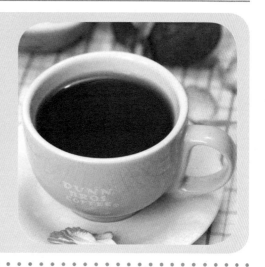

降压药茶 白果枸杞茶

●材料　白果10粒，枸杞15克。

●制作方法　将白果和枸杞放入锅内，加适量水，小火煎煮20分钟。

●饮用方法　每日睡前服用，可泡3次再更换新茶。

●功效　此茶具有强化毛细血管、保护心脏、防治高血压病的作用。

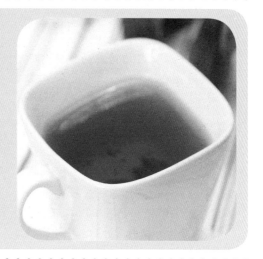

降压药茶 葱白红枣茶

●材料　红枣25颗，葱白6根。

●制作方法　将葱白洗净，切段；红枣洗净，同葱白段一起放入锅内，加适量水煮沸。

●饮用方法　代茶饮。

●功效　此茶具有降压、安神的作用。

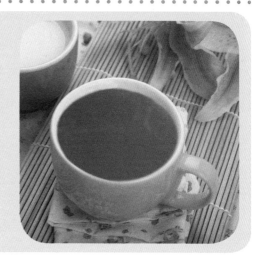

玉米须茶

- ●材　　料　　鲜玉米须35克。
- ●制作方法　　用开水冲泡或用水煎。
- ●饮用方法　　代茶饮。
- ●功　　效　　此茶有降压、防治高血压病的作用。

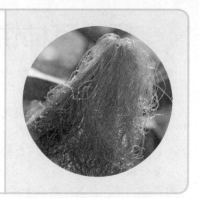

蚕豆花茶

- ●材　　料　　鲜蚕豆花1两。
- ●制作方法　　将蚕豆花用水煎好，去渣取汁。
- ●饮用方法　　分服，一日3次。
- ●功　　效　　此茶有降压的作用，对治疗高血压具有良好效果。

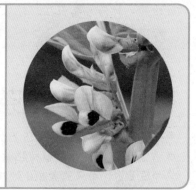

红花茶

- ●材　　料　　红花15克，三七花5克。
- ●制作方法　　将红花、三七花混合，分成3份，每次取1份放入杯中，加开水冲泡。
- ●饮用方法　　待水变温后，代茶饮。
- ●功　　效　　此茶具有降血压、降血脂及改善冠心病和血管血栓的作用。

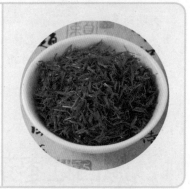

香蕉根茶

- ●材　　料　　香蕉根50克。
- ●制作方法　　将香蕉根洗净，用水煎好，取汁。
- ●饮用方法　　代茶饮。
- ●功　　效　　对治疗高血压病具有显著作用。

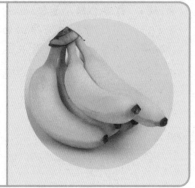

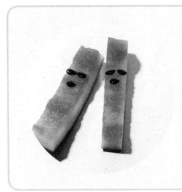

降压药茶 西瓜皮茶

- ●材　　料　　西瓜皮50克。
- ●制作方法　　将西瓜皮洗净切碎块，放入锅内，加适量水煮30分钟，去渣取汁。
- ●饮用方法　　代茶饮。
- ●功　　效　　此茶具有利尿解毒、降血压的作用。

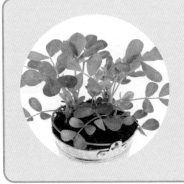

降压药茶 花生苗茶

- ●材　　料　　花生苗10克。
- ●制作方法　　将花生苗放入带盖杯内，加沸水浸泡。
- ●饮用方法　　代茶饮。
- ●功　　效　　此茶可稳定血压。

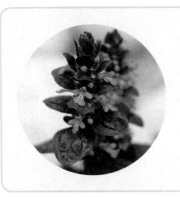

降压药茶 夏枯草茶

- ●材　　料　　夏枯草60克。
- ●制作方法　　取夏枯草放入加盖杯中，加适量开水闷泡15分钟。
- ●饮用方法　　代茶饮，每日1剂。
- ●功　　效　　此茶具有扩张血管、降低血管通透性、增加血管弹性、降低血压、降低肝脂的作用。

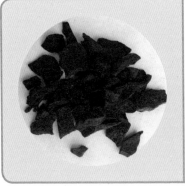

降压药茶 首乌茶

- ●材　　料　　成品何首乌1包。
- ●制作方法　　将茶包放入杯中，加入适量开水泡15分钟。
- ●饮用方法　　代茶饮，一天一剂。
- ●功　　效　　此茶具有降血压、降血脂的作用。

降压药茶 葛根茶

- ●材　　料　葛根10克。
- ●制作方法　将葛根分两次用水煎。
- ●饮用方法　代茶饮，每日10克。
- ●功　　效　长期饮用此茶能缓解高血压引起的头痛、眩晕、耳鸣等症。

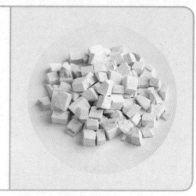

降压药茶 莲子心茶

- ●材　　料　莲子心5粒。
- ●制作方法　将莲子心放入杯内，加适量开水浸泡10分钟。
- ●饮用方法　直接泡茶饮用。
- ●功　　效　此茶具有辅助治疗高血压、肥胖的作用。

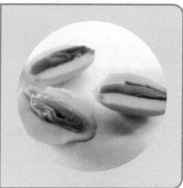

降压药茶 龙胆草茶

- ●材　　料　龙胆草2克。
- ●制作方法　将龙胆草放入杯中，加开水浸泡，闷10分钟。
- ●饮用方法　代茶饮，每天分三次喝。
- ●功　　效　此茶可缓解高血压引起的头晕、头痛、目眩、耳鸣症。

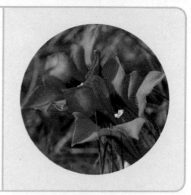

降压药茶 槐花茶

- ●材　　料　干槐花10克。
- ●制作方法　将槐花放入带盖杯内，用开水浸泡。
- ●饮用方法　代茶饮，冲泡3～5次。
- ●功　　效　此茶具有软化血管、凉血、止血、降压、降脂的作用。

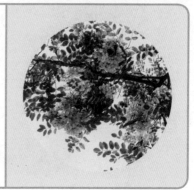

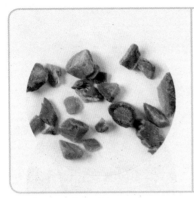

降压药茶 黄芩地龙茶

- ●材　　料　黄芩25克,地龙20克。
- ●制作方法　将黄芩和地龙放入砂锅内,加水泡30分钟,然后大火煮沸,再改小火煎30分钟。
- ●饮用方法　代茶饮,每日1剂。
- ●功　　效　此茶可改善肝火盛型高血压。

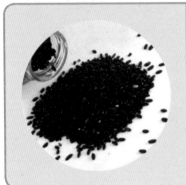

降压药茶 黑芝麻茶

- ●材　　料　黑芝麻6克,茶叶3克。
- ●制作方法　将黑芝麻放入锅内炒黄,与茶叶一起放入杯内,用开水冲泡。
- ●饮用方法　代茶饮,每日1～2剂。
- ●功　　效　此茶具有控制血压和保护心脏的作用。

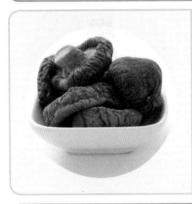

降压药茶 香菇茶

- ●材　　料　干香菇5个。
- ●制作方法　将香菇洗净,切丝,放入杯内,加适量开水浸泡,加盖,闷泡15分钟。
- ●饮用方法　代茶饮,不限次数,一般可连续冲泡3～5次。
- ●功　　效　此茶具有降脂、降压的功效。

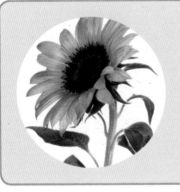

降压药茶 向日葵叶茶

- ●材　　料　向日葵叶1两,土牛膝1两。
- ●制作方法　将向日葵叶和土牛膝放入锅内,加适量水煎煮,取汁。
- ●饮用方法　内服。
- ●功　　效　对治疗高血压具有显著作用。

》敷贴降血压

吴茱萸龙胆草贴
敷贴降压

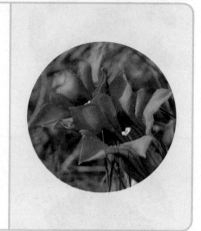

- **材料** 吴茱萸、龙胆草、黄芩、明矾、醋各适量。
- **做法** 分别将吴茱萸、龙胆草、黄芩、明矾研成细末混匀，然后加入适量醋调成糊状，制作成硬币大小的药饼。
- **用法** 每晚贴在神阙穴上，用纱布包上，并用胶布固定住。三天更换一次，1个月为一疗程。
- **功效** 缓解高血压引起的头晕症。
- **取穴** 神阙穴位于肚脐正中，属于任脉的穴位。

五倍子米醋贴
敷贴降压

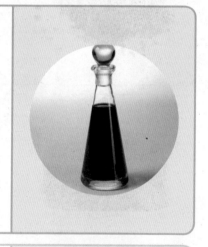

- **材料** 五倍子、米醋各适量。
- **做法** 五倍子磨成细末，加米醋调成糊状。
- **用法** 每天晚上睡觉前贴在涌泉穴上，用纱布包上，并用胶布固定。
- **功效** 用于阴虚阳亢型的高血压患者。
- **取穴** 采用正坐或者仰卧，跷足式，涌泉穴位于脚底部，在脚前部的凹陷处，第二、三趾趾缝纹头端和脚跟连线前1/3处。

生地黄盐附子贴
敷贴降压

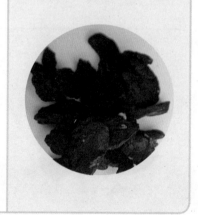

- **材料** 生地黄30克，盐附子30克，鸡蛋清适量。
- **做法** 生地黄、盐附子捣碎拌匀，用鸡蛋清调成糊状，贴在双脚的涌泉穴上，用纱布包上即可。
- **用法** 每晚睡觉前敷上，第二天早晨去掉。
- **功效** 适用于各种症型的高血压患者。
- **取穴** 采用正坐或者仰卧，跷足式，涌泉穴位于脚底部，在脚前部的凹陷处，第二、三趾趾缝纹头端和脚跟连线前1/3处。

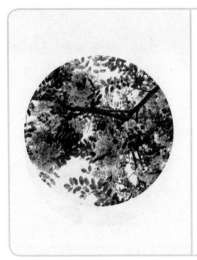

敷贴降压 # 茱萸槐花珍珠贴

- **材料** 珍珠母、槐花、吴茱萸、米醋各适量。
- **做法** 将上述药材混合研细末，用米醋调成膏状。
- **用法** 敷在肚脐中和双脚的涌泉穴上。
- **功效** 治疗肝阳上亢型高血压所引起的头晕。
- **取穴** 采用正坐或者仰卧，跷足式，涌泉穴位于脚底部，在脚前部的凹陷处，第二、三趾趾缝纹头端和脚跟连线前1/3处。

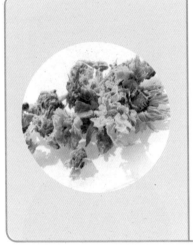

敷贴降压 # 茱萸肉桂菊花贴

- **材料** 吴茱萸、肉桂、菊花、老醋各适量。
- **做法** 将上述药材混合研成细末，然后用老醋调成糊状。
- **用法** 每晚睡觉前贴敷在双脚涌泉上，每天1次。
- **功效** 治疗肝阳上亢型高血压所致的眩晕。
- **取穴** 采用正坐或者仰卧，跷足式，涌泉穴位于脚底部，在脚前部的凹陷处，第二、三趾趾缝纹头端和脚跟连线前1/3处。

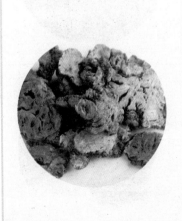

敷贴降压 # 天麻白芥贴

- **材料** 天麻、胆南星、白芥子、白术、苍术、川芎、姜汁各适量。
- **做法** 将上述药材混合研成细末，每次取用20克，用姜汁调糊。
- **用法** 晚上睡觉前敷在中脘、内关穴上，用纱布包住，并用胶布固定。第二天早晨去掉，每天1次。
- **功效** 治疗痰浊型高血压所引起的头晕。
- **取穴** 采用仰卧式，中脘穴位于人体的上腹部，前正中线上，内关穴位于前臂掌的侧面。

>> 药枕降血压

药枕降压 银杏叶枕

- ●材料　银杏叶1000克。
- ●做法　将银杏叶揉碎，装入布袋内，做成枕芯。
- ●功效　软化血管，缓解高血压、动脉硬化等病。

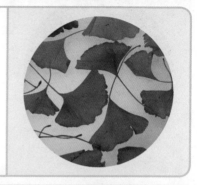

药枕降压 干茶叶枕

- ●材料　干茶叶渣1500克。
- ●做法　将茶叶渣晒干装入一个小布袋内，做枕头垫。
- ●功效　降压，清凉泻火。

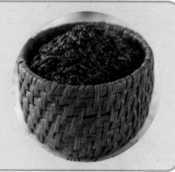

药枕降压 决明子菊花枕

- ●材料　决明子2000克，菊花500克。
- ●做法　将决明子、菊花捣碎，做成枕芯。
- ●功效　降压，清肝火，明目。

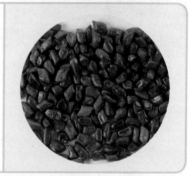

药枕降压 桑叶菊花枕

- ●材料　冬桑叶、野菊花、杭菊花各500克，薄荷150克，辛夷200克。
- ●做法　将冬桑叶、野菊花、杭菊花、薄荷、辛夷磨碎，装入布袋内，做成枕芯。3～6个月更换一次。
- ●功效　降压。

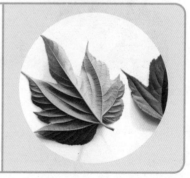

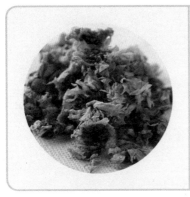

药枕降压　杭菊花枕

- ●**材料**　杭菊花1000克，川芎、白芷、丹皮各200克。
- ●**做法**　将杭菊花、川芎、白芷、丹皮混合磨碎，装入布袋内，做枕头用。
- ●**功效**　降压。

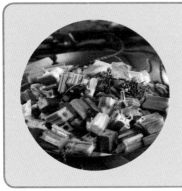

药枕降压　决明钩藤牛膝枕

- ●**材料**　石决明500克，钩藤、川牛膝各300克，天麻、益母草、杜仲、栀子、茯神、夜交藤、朱砂各150克。
- ●**做法**　将上述药材混合磨成末拌匀，装入纱布内做枕芯。半年更换一次。
- ●**功效**　适用于肝阳上亢型高血压，缓解头胀头痛、眩晕耳鸣等症。

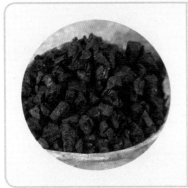

药枕降压　决明熟地茱萸枕

- ●**材料**　石决明300克，熟地350克，山药、炙甘草、山茱萸各200克，丹皮、茯苓、枸杞、龟板、泽泻各150克。
- ●**做法**　上述药材磨粗末后混合拌匀，装入纱布袋内，做成枕芯。每天枕8小时以上，半年更换一次。
- ●**功效**　适用于肝肾阴虚型高血压，能缓解头晕耳鸣、目涩口干、心悸失眠等症。

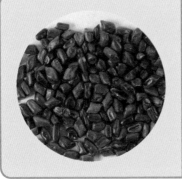

药枕降压　藿蒲决明枕

- ●**材料**　藿香750克，石菖蒲500克，决明子1000克。
- ●**做法**　将藿香、石菖蒲晒干，磨成粗末，再与晒干的决明子混合拌匀，装入纱布袋内，做成枕芯。
- ●**功效**　降压，健脾利湿，清热平肝。

白菊玫瑰决明枕

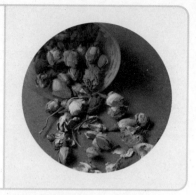

- **材料**　白菊花、玫瑰花各240克，石决明300克。
- **做法**　将白菊花和玫瑰花晒干，磨成粗末；石决明粉碎。将三者混合，装入纱布袋内，做成枕芯。
- **功效**　缓解因高血压引起的头晕头痛、失眠等症。

 桑叶地黄枕

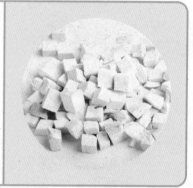

- **材料**　桑叶、干地黄、巴戟天各500克，丹皮150克。
- **做法**　将上述药材混合装入布袋内，做成药枕。
- **功效**　治疗阴阳两虚型高血压。

荷叶枯草枕

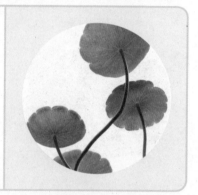

- **材料**　荷叶450克，夏枯草1000克。
- **做法**　将二者混合装入布袋内，做成枕头。
- **功效**　平肝降压，清泻肝火。

 生磁黑豆枕

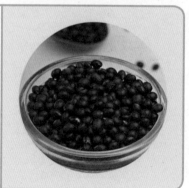

- **材料**　生磁石950克，黑豆1000克。
- **做法**　将生磁石磨碎成高粱米粒大小，与黑豆一起装入布袋内，做成枕芯。
- **功效**　养阴降压，滋补肝肾。

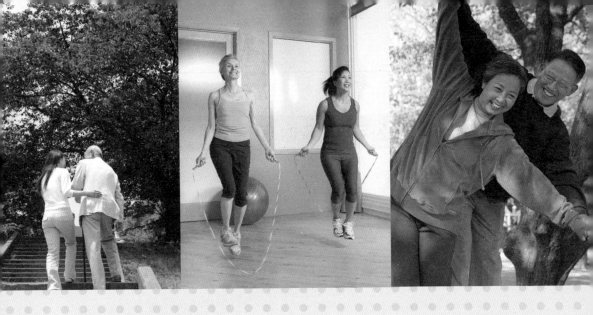

Part 5
简单易行的降压运动

　　高血压的运动疗法在国外比较流行，在国内刚兴起。目前，有许多人不知道运动能降血压，另有一部分人盲目运动导致身体损伤。经学者调查研究，从不坚持体育锻炼的人与相同年龄段坚持体育锻炼的人相比，高血压病的发病率是后者的3倍。又有实践证明，大多数坚持运动的高血压患者从运动中获益颇多。早期高血压患者可以通过运动疗法稳定血压，中、晚期患者通过运动能减少抗压药物量，从而降低医药费用。此外，运动还能强健体魄，增强心肺功能。总之，运动对高血压患者而言是一种不错的选择。

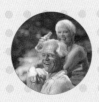
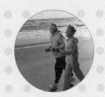
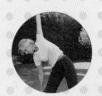

运动为什么可以降血压

中医学中，有种防治高血压病的方法叫做运动疗法。运动不仅能增强人体免疫力，抵抗各种疾病的侵袭，而且还能降低血压，有效预防高血压病。坚持体育锻炼或坚持体力劳动的人与同年龄段不坚持体育锻炼或参加体力劳动的人相比，患高血压病的几率要小于后者。绝大多数高血压患者都能从体育运动中获益，早期的高血压患者可以通过体育运动使血压得到控制，中、晚期的高血压患者也可以通过体育运动减少服用降压药物。此外，参加体育运动不仅能强身健体，还能增强心肺功能，降低患动脉硬化的风险，有效防治骨质疏松病。

●运动能缓解人们精神上的压力

由于工作和生活带来的压力，人们的精神总是处于紧张状态。精神紧张会使人体内某些激素的分泌失去平衡，心速加快，血压升高，新陈代谢紊乱。为了缓解这种紧张感，高血压患者应该选择一项适合自己的运动，每天坚持锻炼，这样不仅能稳定情绪，使心情保持愉快、舒畅，还能使全身处于紧张状态的小动脉得到舒张，血压也会因此下降。

●运动能增强血管弹性

坚持运动的高血压患者，全身肌肉得到锻炼后，肌肉内的血管纤维也在逐渐增大、变粗，从而使血液流量增加，管腔增大，进而使血管壁弹性增强，血压下降。

●运动能增加微血管的血液流量

一般情况下，从事中度以上的体育运动时，全身所需要的营养和氧气要比平时所需多得多，血液输送量大。如果坚持进行这样的体育运动，身体慢慢适应后，体内的微血管就会更迅速地将血液输送到全身各处，由此达到降压的效果。

●运动能增加体内的降压物质

坚持体育运动能增加人体内的降压物质的分泌，如牛磺酸，这些物质有利尿的功效，可以帮助人体排出多余的钠。同时，运动还能减少血液内的水分，使心脏搏量相对减少，血压下降，从而减轻心脏和血管的负荷。

●运动能减少体内的升压物质

定期进行体育运动能减少血液中的肾上腺素、去甲肾上腺素等升压物质的分泌，同时还能抑制交感神经对刺激的应激反应。

●运动能燃烧脂肪

坚持体育锻炼，易使全身脂肪燃烧，有利减肥。适度的运动不仅能降低血压，而且还能抵御其他疾病的侵害。

高血压运动疗法应遵守以下原则

● 应以有氧代谢为原则

高血压患者做运动时，应尽量避免做推、拉、举等需要用大力或者憋气型的运动，而选择一些全身性、节奏感强、容易使人尽快放松的运动项目，如散步、慢跑、体操等。

● 运动要有度

高血压患者可以根据自身对运动的反应和适应度来制订运动计划，如采用每周三次、隔天一次或者每周五次等不同的间隔周期。如果每周运动少于两次，那么取得的效果就不明显。如果每天运动，那么效果会很明显，但运动量不宜过大。

● 不是所有高血压患者都适合运动

一般，轻度高血压、中度高血压及一些病情比较稳定的重度高血压患者适合运动，除此之外的高血压患者不宜运动。

不同高血压患者运动的原则

● 轻度高血压患者运动的原则

这类人群开始运动时以10～15分钟为宜，时间要根据个人体力而定。适合的运动为快走、游泳、慢跑等。从未运动过的人刚开始运动时不可太过激烈，可选择爬楼梯的方式运动。运动时要遵守循序渐进的活动量，等身体适应这个运动强度后，再逐步增加运动强度，适当参加一些活动量较大的运动，以全面提高身体素质。轻度高血压患者运动要持之以恒，形成一定的规律，从而达到降压的目的。

● 中度高血压患者运动的原则

中度高血压患者应以药物治疗为先，最好等血压降到收缩压<140毫米汞柱、舒张压<90毫米汞柱时，再进行适当运动。因为运动的前提是血压达到一个安全的水平。如果在血压不稳时进行运动，血液流动的速度会加快，血压迅速升高，反而会使病情加重。对于中度高血压患者而言，尤其要注意这一点。

● 重度高血压患者运动的原则

重度高血压患者应在血压基本平稳后，经医生允许，再从事室内或室外散步活动。注意，活动量不宜过大。等身体适应后，再渐渐增加运动量。

重度高血压患者还可以进行一些简单的自我按摩、慢走等项目，刚开始时每次活动应控制在3～5分钟，次数不限，但每次活动时间不宜过长。记住，凡事应量力而行，不能勉强。

高血压患者运动前的准备工作

●要选一双合脚、舒适的运动鞋

高血压患者如果选择快走项目，那么最好选一双专业运动鞋，或者走起路来感觉非常舒服、穿着合脚的鞋。如果在柏油路上快走，那么最好选择一双能吸收反作用力的运动鞋。购买鞋时，要穿上试一试，多走走，确定舒适后再买。

●不要穿不透气的运动服

高血压患者的运动衣一定要选择透气性好的。如果穿透气差的运动服做运动，身体就像在蒸桑拿一样，很容易导致脱水。因此，高血压患者应该避免穿透气性差的运动服运动。

●补足水分

在打算运动前30分钟，要喝一杯水。如果运动时日光强烈，那么最好戴上帽子和毛巾。同时，还要随身携带水壶，以便中途补水。

●运动前要做准备活动

为了在运动时不出现意外，使身体免受伤害，在运动前应做好热身活动，使身体完全放松，待运动结束后也应该活动一下身体。比如，拉伸腰部和腿部肌肉、转动脚踝等。

●运动前应了解运动安全事项

高血压患者不论从事哪种体育运动，都要注意运动强度的上限，一旦出现头晕、喉咙不舒服的情况，应立刻停止。另外，天气炎热或潮湿时，运动要减速。

 ## 高血压患者运动中的注意事项

●不要做节奏激烈的运动

高血压患者要忌激烈运动，如打篮球、踢足球等，从事这些运动易使血压迅速上升，诱发脑出血。另外，锻炼时，不要做低头弯腰的动作，也尽量不要做用力憋气、体位变化大的动作，因为当体位突然发生变化时，易产生体位性低血压，导致昏倒。

●不要做快速的运动

高血压患者做快速运动易使血压和脉搏突然升高，导致发生意外的风险增大。尤其是老年高血压患者，更应该避免做快速运动。

●不要做用力气的运动

通常，人在用力气时，精神处于紧

张状态，血管收缩，血压升高，因此，高血压患者不宜做那些用力的运动。此外，高血压患者更不适合做下蹲或者起立的动作。

●遵守运动步骤

运动中不可以立即停止，要遵守运动程序的每个步骤。

●出现任何不适应立即停止

高血压患者在运动时，如果出现胸闷、胸痛、呼吸困难、头晕、恶心、全身乏力等情况，要立即停止运动。

●运动时切勿空腹

空腹运动易发生低血糖，宜选择在饭后2小时开始运动。

●运动应循序渐进

多数高血压患者均为中老年人，平时没有锻炼的习惯，所以在进行运动锻炼时，最初的运动量要小，时间不宜过长，应该循序渐进，逐步增加运动量。高血压患者进行运动疗法时应该持之以恒，循序渐进，这样才能收到好的效果。

高血压患者运动后的注意事项

●高血压患者运动后不宜立刻洗澡

人在运动时，运动量会逐渐加大，肌肉处于不断收缩状态，为了适应运动的需要，心率会加快，流向肌肉和心脏的血液量会增多，而且在运动后仍要持续一段时间。如果立刻洗澡，会使肌肉和皮肤的血管扩张，血液量继续增多，而使剩余的血液不足以供应身体的其他器官，尤其是大脑和心脏。对于高血压患者来说，运动后立刻洗澡会诱发脑和心脏缺氧，加重病情。因此，高血压患者运动后不宜立刻洗澡。

●运动后要及时补充水分

高血压患者运动后会出许多汗，一定要立刻补充水分，否则血液中的水分

不足会使血液变得越发黏稠，对肾脏不利，增加凝血的风险。尤其对高血压患者来说，容易诱发心肌梗死和脑梗死。因此，运动后要补充水分，可以少喝些淡盐水。

●出现不适立即就医

如果高血压患者在减少运动量后仍然出现头晕、胸闷、恶心等不适症状，要立即停止锻炼，及时就医，以免发生意外。

●运动后测量脉搏数

高血压患者运动后要马上测量脉搏数，脉搏数以每分钟不超过110次为佳。

9种简易降血压运动

● 散步

> **散步前热身活动：** 高血压患者散步前要做好热身，如踢腿、扭腰等，然后调匀呼吸。
>
> **散步时间：** 高血压患者每次散步时间以20～30分钟为宜，最好选在黄昏或者临睡前1～2小时。
>
> **散步速度：** 高血压患者散步速度以每分钟60～90步为宜。
>
> **适宜人群：** 冠心病、高血压、脑出血后遗症、呼吸系统疾病患者。
>
> **运动作用：** ①经常散步能防治骨质疏松症、颈腰椎病、肥胖症。②经常散步对治疗高血压、高血脂、高血糖、冠心病、动脉硬化等心血管疾病具有辅助治疗作用。③经常散步能提高人体免疫力。
>
> **散步时需要注意的事项：** ①散步时，尽量穿一双舒适的运动鞋，不宜穿皮鞋和高跟鞋。②宜在进餐后30分钟散步。③合并心、脑、肾病变的高血压患者不宜快速散步。④尽量选择安静的绿化地带散步，心静能降低大脑皮层的兴奋性，调节血管舒张，从而起到降压的作用。

● 快走

> **快走前热身活动：** 快走前，活动一下四肢，然后轻轻压一压腿部肌肉和韧带，使身体肌肉完全放松。
>
> **快走的速度：** 高血压患者进行快走锻炼时不宜太快，以身体不感到疲惫为宜，强度以稍微出汗即可。
>
> **运动时间：** 每周3次，每天快走30分钟。
>
> **运动作用：** ①长期坚持快走能增强心肺功能，调节血脂，降低血压，降低胆固醇，对心脑血管疾病和糖尿病具有很好的防治作用。②快走能促进脂肪燃烧，从而起到减肥的作用。③快走能有效预防心脏病、糖尿病、骨质疏松，同时还能激发大脑活性。④坚持快走对预防腰痛、抑郁症具有显著效果。
>
> **快走时需要注意的事项：** ①快走要选择适合的场所，如公园、体育场、车辆和行人非常少的街道等都适合快走锻炼，这样对关节的损伤比较小。②快走时，要自然摆臂，但不要摆到肩上；步伐要大，将腰部中心放在踏出去的脚上；走时尽量使用全身肌肉，这样有助于缓解腰痛、肩痛，改善内脏机能。③快走后，应该感觉身体轻松，没有头晕、恶心、疲惫的感觉。

●爬楼梯

爬楼梯前热身活动：高血压患者在爬楼梯前一定要做好热身活动，先活动一下踝关节和膝关节，避免在爬楼梯时发生意外。

爬楼梯速度：一般，高血压患者选择爬楼梯运动项目时，速度要慢，强度宜中等，以爬楼梯时不感到吃力为好。在爬楼梯的过程中，要爬、停相结合，每爬1~2层时，可以在楼梯拐弯处休息片刻。

爬楼梯时间：一般高血压患者每次爬楼梯的时间应该控制在10~15分钟内，每天爬1~2次。最佳时间为每天早饭前、上午9~10点和下午4~5点。

运动作用：①爬楼梯能提高下肢各关节的功能和肌肉的收缩、放松能力。②爬楼梯能改善心血管功能，强壮心肌，使心肌收缩，增强心脏冠状动脉系统的供血能力，促进心肌血液循环，对预防冠心病具有显著疗效。③爬楼梯能增强下肢血管壁的弹性，增强下肢静脉瓣膜的功能，可有效防治下肢静脉曲张。④爬楼梯能改善肺部功能，促进组织器官的新陈代谢。⑤爬楼梯能强壮骨骼，促进骨组织的新陈代谢，从而有效防治骨质疏松症。⑥经常爬楼梯能降低血脂、减肥，调节大脑皮质功能，有助于降低血压，并能明显改善头晕、目眩、失眠等症。

爬楼梯时需要注意的事项：①爬楼梯适合一般高血压患者，但是伴有心脑肾并发症的高血压患者不适合这项运动。②爬楼梯的层次高低要根据自身的情况而定，在爬的过程中，应做到身心结合、脚到眼到，注意力要集中，避免发生意外。③爬楼梯前应选择一双防滑鞋或者运动鞋，不宜穿高跟鞋、皮鞋。④爬楼梯前应使关节充分活动开，防止在锻炼开始时出现僵硬强直。⑤下楼梯时，为避免摔倒，可以前脚掌先着地，然后再过渡到全脚掌着地，这样能缓冲膝关节的压力。⑥刚开始爬楼梯的高血压患者身体协调性和运动节奏还没把握好，因此，要扶住护栏，经过一定时期的锻炼，等到身体适应了这项运动并掌握了一定技巧后，才能脱离护栏进行运动。⑦爬楼梯时膝关节部位承受的负荷比较大，膝关节部位很容易受损，因此，膝关节患病的人不宜做这项运动，否则不利于病情恢复。

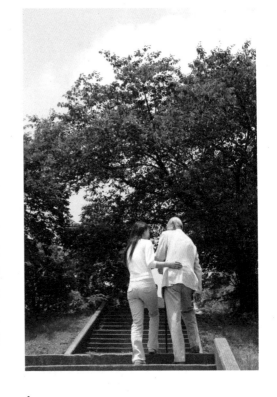

●甩手

甩手前热身姿势：身体站直，尽量使全身肌肉放松，脚伸直，脚趾尽力抓住地面，双脚分开与肩齐宽，肩部自然下垂，掌心朝内，眼睛注视前方。

具体操作方法：身体站直，双脚分开，全身放松后，双臂同方向前后摆动，切勿向上甩。摆臂时，向后用点力，向前摆动时不用力，随着惯性自行摆回，双臂伸直不要弯曲，眼睛平视前方。

甩手速度：甩手时速度不要太快，以每分钟60次左右为宜。

甩手次数：开始甩手时每回50～100次，以后逐渐增加。

甩手疗法的作用：①甩手疗法有利增强人体生理功能，行气活血，打通经络，从而提高身体免疫力。②甩手对治疗慢性疾病具有显著疗效，如胃肠慢性疾病、失眠、头晕等症。③甩手能产生足底按摩的功效，由于足部有各个脏器的投影区，所以，甩手能增强脏腑功能，从而提高机体免疫力。④甩手能消除精神压力，起到镇静、安神的功效。

适合人群：甩手疗法对于高血压患者、体弱者均适宜。

甩手时需要注意的事项：①甩手时，高血压患者应根据自己的体力来控制速度，掌握次数，遵循由少到多、循序渐进的原则，直至身体适应。②甩手时，要使全身肌肉完全放松，尤其是肩部、臂和手部，这样有利于气血通畅。要用腰腿来带动甩手，

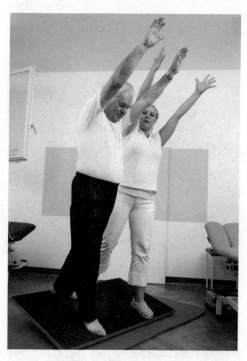

不要只甩两臂，因为动腰能更好地增强内脏器官。③甩手时，手掌要有节奏地伸拳或者握拳，使手掌变成加压泵，将血液推向心脏，促进血液循环。④高血压患者在做甩手运动时，应尽量选择在空气新鲜的树荫下。如果在室内进行，最好配合节奏性强的中四舞曲，避免厌倦感。甩手结束后，应该保持站立姿势2分钟，然后再做些整理活动。⑤甩手时，双臂前摆或者后荡都不易过高，否则易产生不良反应。唾液多时，要缓慢咽下，不要吐掉。⑥病情严重者，可以坐着甩手。当心情烦躁、易怒、饥饿或者饱食时，都不应该甩手。在甩手中或甩手后，若出现头晕、胸闷、呕血、疲劳等状况，则应该减少次数或者暂停运动。

●跳绳

跳绳前热身活动：高血压患者在准备跳绳前，应该做好热身活动，将双脚并拢，进行弹跳练习2分钟，尤其要活动开踝关节，可以做揉手腕、转脚腕等热身活动。

跳绳操作方法：①正确的跳绳方法：跳绳时，起跳和落地都要用前脚掌，切记不可以全脚或者脚跟着地，避免脑部受震动；当跳起时，尽量不要将身体极度弯曲，而应呈自然弯曲的姿势；跳绳时，呼吸要均匀有节奏。②正确的握绳方法：双手分别握住跳绳两端的把手，以一脚踩住绳子中间，双臂屈肘将小臂抬平，此时绳子被拉直，这个长度即为适合的长度。③正确的摇绳方法：当向前摇绳时，大臂接近身体两侧，肘部微向外展开，上臂接近水平，一般用手腕发力来做外展内旋运动，双手在体侧做画圆动作，摇动越快，绳子回旋越快。④停绳的方法：当向前摇绳时，先一脚伸出，呈前脚掌离地、脚跟着地的姿势，使跳绳停在脚掌下面；当向后摇时，一脚后出，呈脚跟离地、脚掌着地的姿势，使绳停在脚底。

跳绳速度：高血压患者跳绳速度宜缓慢。

跳绳时间：初学者以10~20次为宜，休息1分钟，再重复跳10~20次。非初学者可以先跳30次，休息1分钟，然后再跳30次。

适合人群：这项运动适合轻度高血压患者。

运动作用：①跳绳能锻炼全身肌肉，消除臀部和腿上的多余脂肪。②跳绳能增强心血管、呼吸和神经系统功能，促进人体器官发育，提高身体综合素质。③跳绳能增强脑细胞活力，提高大脑思维灵敏度和判断力，有助于左右脑平衡、协调发展。④跳绳能促进血液循环，缓解便秘。⑤跳绳能有效防治高血压、肥胖症、高血脂、失眠症等疾病。

跳绳时需要注意的事项：①选择适合的场地。尽量不要选择灰尘多或有砂砾、水泥地的场地，最好选择铺木板的室内体育馆、软硬适中的草坪或泥土地。②跳绳时，最好穿运动服或轻便些的衣服，穿一双质地软、重量轻的高帮鞋，避免活动时脚部受伤。③要充分做好热身活动。跳绳前，全身肌肉要尽量放松，脚尖和脚跟要用力协调，以免扭伤。④掌握正确的跳绳方法。高血压患者在跳绳前一定要掌握正确的跳绳方法，避免发生意外。⑤要循序渐进练习。高血压患者在开始练习跳绳时，动作要慢，等掌握了跳绳方法后再加快速度。⑥跳绳时间不受限制，但饭前和饭后半小时内不可以跳绳。

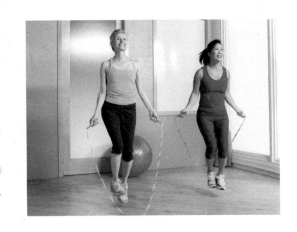

●游泳

热身活动：高血压患者游泳前一定要做热身活动，将关节及各部位肌肉活动开，例如，可以做些肢体伸展运动。

游泳前先用温水沐浴，然后再进入水池，因为温水沐浴能将身体的部分热量带走，这样能使身体尽快适应水池的水温。

游泳速度：高血压患者游泳的速度不宜过快、过猛。

游泳时间：高血压患者游泳时间不宜太长，以30～60分钟为宜。

适宜人群：游泳这项运动适宜原发性高血压患者以及症状并不严重的高血压患者，尤其适合老年和肥胖高血压患者，同时对动脉硬化诱发的中老年高血压患者也具有良好的辅助治疗作用。

运动作用：①游泳时，水的作用会促使肢体的血液流回心脏，使心率加快，血压降低。②游泳能促使人的呼吸肌发达，胸围增大，从而增加肺活量。③游泳能改善人体肌肉系统的能力，增强柔韧性。④游泳时身体浸泡在水里，水的阻力大，导热性能好，因此消耗的热量多，减肥效果比较明显。游泳还能大大降低关节和骨骼损伤的危险性。⑤游泳能改善体温调节的机制。由于水温低于气温，水的导热性能强，因此，人在水中热量消耗多。经常游泳能改善体温的调节能力，使身体更能承受外界温度的变化。⑥游泳能增强身体免疫力和适应环境的能力，能有效预防感冒等疾病。

游泳时需要注意的事项：①游泳时不宜空腹和饱食。②高血压患者进行游泳锻炼时，应以中低强度为宜。③高血压患者游泳时间不宜过长，不要潜泳或者竞争地快游，要避免血压起伏大的急停急起动作。④高血压患者不要做弯腰和低头等动作。⑤在入水前最好先试一下水温，如果水温过冷或者过热，就不要急于下水，否则会影响血液循环、血压、新陈代谢等。⑥高血压患者运动前要做好热身活动，一般热身10～15分钟，使身体完全得到舒展。更重要的是游泳结束后的整理活动，目的在于使身体平稳过渡，不骤然停下。⑦患心、脑、肾等并发症或早期高血压患者以及症状较严重的高血压患者，最好不要选择游泳这个项目，以防并发症。

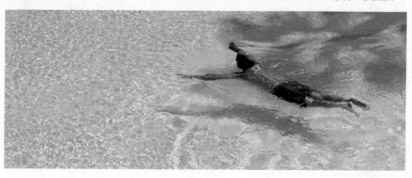

●慢跑

热身活动：慢跑前，要略减掉一些衣裤，做4分钟的热身活动，如活动一下膝关节、踝关节，伸展一下肢体，之后，再从徒步过渡到慢跑。

慢跑姿势：慢跑的正确姿势是双手微微握拳，上臂和前臂弯曲成90度。上身略微向前倾斜，全身肌肉尽量放松，双臂自然后摆，双脚轻轻落地，前脚掌先着地，并用前脚掌后蹬地。慢跑时，应用鼻子呼吸，如果觉得用鼻子呼吸无法满足时，也可以口鼻并用，但是嘴不要张太大，以免空气对气管产生刺激。

慢跑速度：高血压患者可以采取慢跑与步行相结合的方式进行运动。

运动时间：每分钟100～200米，每次活动时间以8～15分钟为宜。

适宜人群：慢跑适宜中轻度高血压患者或为预防高血压、冠心病、高血脂症、肥胖等人群；高血脂患者、可疑冠心病患者、冠心病患者病情稳定后，也可以谨慎选择慢跑这项运动。

运动作用：①慢跑能增强心肺功能，降低血脂，促进血液循环，扩张血管，起到降压的作用，同时还能减少患高血压病合并心、脑、肾病变的发病几率。②慢跑能促进体内新陈代谢，延缓身体老化，并帮助人体及时排出体内的毒素。③慢跑能缓解紧张的情绪，适度慢跑能减轻心理负担，使身心保持良好的状态。

慢跑需要注意的事项：①慢跑应该尽量选择空气新鲜、地面比较平坦的场地。②慢跑不宜在饭后，慢跑后也不可以立即饮食。③慢跑应该从慢速开始，开始时距离可以稍短一些，等身体逐步适应后，再逐渐增加运动量，但要循序渐进。④高血压患者慢跑前应根据自身病情掌控速度和时间，运动量以心率每分钟不超过120次、全身感觉微热且不感到疲惫为宜。⑤慢跑后，应该做些整理活动，及时将汗擦干，穿好衣服；慢跑结束15分钟后，再洗澡。⑥慢跑时，呼吸应深长且有节奏，动作自然，不要憋气。跑时不要快跑或者冲刺，在跑的过程中应保持匀速，并以身体不觉得难受、不喘粗气、能一边跑一边说话为宜。

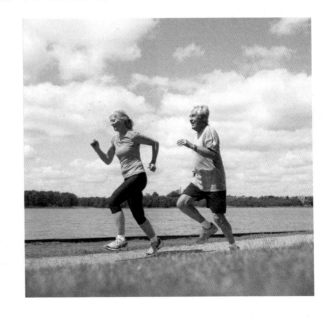

●钓鱼

钓鱼前准备活动：钓鱼前，应该先仔细检查钓鱼竿，准备充足的不同型号的主线、子线，准备好鱼饵、底窝。

钓鱼时间：垂钓要注意劳逸结合，一般垂钓1小时要将鱼竿支好，站起来活动活动，也可以闭目休息或者向远方眺望。

钓鱼场所：高血压患者最好选择流水水域垂钓，因为流水水域钓鱼变化莫测，妙趣横生，有利于高血压患者的心理调节。

钓鱼的好处：①由于垂钓的地点大多选择在幽静的水边，垂钓者能充分享受大自然的阳光和新鲜空气，因此钓鱼可以改善高血压患者的心肺功能，对治疗高血压起到一定的辅助作用。②垂钓不亚于慢跑、散步、太极拳等运动项目的活动量，对提高身体免疫力大有益处。③一般垂钓要起早，不能偷懒，这也是一种磨练意志力的方法。④在垂钓时，人的思想会转移到浮漂上，易集中注意力，忘记并释放工作、生活上的压力，使情绪稳定，对改善病情具有很大帮助。⑤在垂钓过程中，处处都有欢乐，心情的轻松、愉快能使人感到年轻，从而能改善病情。

钓鱼需要注意的事项：①垂钓要保持良好的坐姿，腰要坐直，双脚自然下垂，同时，要以坐、站相结合，这样有助于促进血液循环。最好准备一张折叠躺椅，供休息时使用。②夏季垂钓时，最好找一个有绿荫的地方，这样能减少阳光直射所带来的伤害，同时，也要避免有陡坡的危险地方。③垂钓要避开正午，最好选在早晚降温时。同时，还应做好防晒准备，可以穿一件宽松透气的浅色衣服，戴上一顶太阳帽。④在垂钓时可以做些肢体活动，如做眼保健操、摆动双臂，按摩腰部、腿、足部等。⑤外出垂钓时，要按时服用降压药。⑥垂钓后，用热水泡双脚。这样能促进全身血液循环，扩张血管，有利睡眠，平稳血压。⑦血压突然升高或病情严重者，应该在家休息，待病情稳定后，再进行垂钓活动。

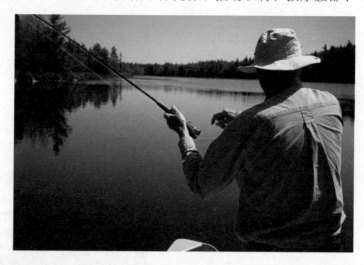

●瑜伽

　　头部热身：低头，尽量将下巴靠近胸前，然后将头从右侧按顺时针方向转动一圈，回到原来位置。调整好呼吸，仰头向后，感觉下颚的肌肉受到拉伸，然后头从左侧按逆时针转动一圈，回到原来位置，调整呼吸。

　　颈部热身：两手叉腰站立，腰背挺直，两腿并拢，头部轻轻前弯、后仰、靠左、靠右转动，然后再依序按前、左、后、右方向转4圈，再按前、右、后、左方向转4圈。

　　肩部热身：身体站直，两腿并拢，右手自然下垂，左手搭在右肩上，然后从前往后转4圈，再从后往前转4圈，换左手，重复这个动作。

　　胸背热身：两手叉腰，两腿并拢，头部、颈部与两肩向前缩，背部尽力弓紧，然后扩胸向后仰，使颈部放松，手肘部尽量向后，胸部扩开。重复练习这个动作4次。

　　转臀热身：两手叉腰而立，两脚分开与肩部齐宽，臀部从左向右慢慢转4圈，然后再从右向左转4圈。

　　扭转热身：两脚分开与肩齐，两手十指交叉放在胸前，手肘部张开与胸同高，先向左后方转，再向右后方转。

　　全身热身：站立，两腿并拢，两手十指交叉外翻向上举，脚尖跷高，全身尽量向上伸展。重复这个动作3次。

　　练习时间：只要保证空腹，一天中任何时间段都可以练习。

　　练习瑜伽的技巧：高血压患者练习瑜伽时，重点在于掌握好呼吸。瑜伽的呼吸是吐气稍大，吸气自然进行，不能用力屏气。

　　运动作用：①长期练习瑜伽能降低血压，改善血液循环，缓解后背痛等肌肉问题，提高机体免疫力。②练习瑜伽能缓解心理压力，养心安神，释放身心，使身体完全放松，有修养身心的效果。

　　练习瑜伽的注意事项：①练习瑜伽时，要选择一个安静、空气流通好的室内。②准备一个瑜伽垫子，可以穿着睡衣光脚练习，不要在绵软的床上练习。③练习瑜伽不一定完全按照光盘的动作去完成，能记得多少动作就记多少，动作顺序可以随心所欲，只要在练习过程中保持呼吸平稳、心态平和即可。④练习瑜伽的每个动作都要保证3～5次呼吸，练习完后，应感觉心情舒畅，而不是身体疲惫。⑤高血压患者不一定每天都练习瑜伽，可以在心情好、身体状况良好、时间充裕的情况下练习，这样才能取得更好的效果。⑥练习后，要休息30分钟至1小时才能吃食物，因为在练习瑜伽的过程中，消化器官会得到充分的按摩，并能自行调整，从而保护器官的机能。练习瑜伽后，要休息30分钟至1小时才能洗澡，因为练习瑜伽后体感比较敏锐，短时间内要避免过冷过热的刺激，这样也能保证体内的能量正常流动，还可以避免毛孔过度扩张所致的油腻，从而起到保护皮肤天然保护层的作用。

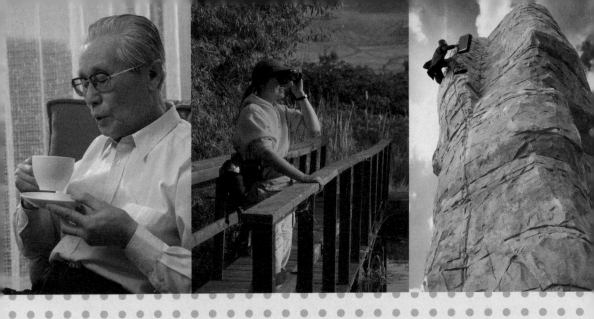

Part 6
稳定血压，好心情、
好习惯比药物更灵验

高血压患者怎么做才能保持血压稳定？除了药物治疗、运动疗法、食疗方法外，患者每天保持好心情、养成好的生活习惯对稳定血压也至关重要。

一旦情绪出现剧烈波动，就会导致患者的血压急剧上升，甚至危及生命。所以，高血压患者想要保持血压的平稳状态，就需要在生活中保持平和的心态，让自己的情绪稳定，这是治疗高血压的一个很重要的基础。另外，养成好的习惯不仅能稳定病情，也能稳定血压。下面，我们一起来看看保持好心情、养成好习惯的方法。

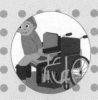 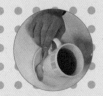 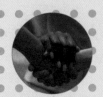

放松心情，血压才能稳定

★压力过大，容易使血压飙升

由于人们长时间生活在"高压"环境下，精神总处于高度紧张的状态，因此会出现易发怒、越来越敏感、忧郁、恐惧不安等一些不良情绪。当这些情绪出现时，人的血管平滑肌就会持续处在收缩状态，从而出现代偿性的增生。一旦血管壁的平肌层增厚，对收缩因素就会更加敏感。另外，在应激条件下，人的肾上腺皮质激素会长期分泌并且增多，使外周血管阻力增大，进而使血压升高。因此，高血压病人在接受药物治疗的同时，还要注重生理和心理上的适当调整。

高血压患者释放压力的方法：

●欣赏艺术品能缓解压力

在一段时期内，如果您觉得自己压力过大，可以去艺术画展欣赏艺术作品，一般只需要欣赏40分钟左右，压力就会有所缓解。

●欣赏自然风景能降压

大自然的美景能使人的心率快速下降，而且看得时间越久，心率就会变得越低，进而心情变得越平静，心理压力也会随之淡化。

●微笑能缓解压力

通常，人在微笑时，血液流量会增加，而当人们精神有压力时，血液流量会减少。这就说明笑能使人精神愉悦，血压下降，体内的压力激素水平下降，因此，高血压患者要常笑，这样有助缓解压力，降低血压。

●运动有助于释放压力

通常，人只要运动1小时，体内就会产生大麻素，这类似于吸大麻对人体的影响。但是运动所产生的这种大麻素非但不会损害身体健康，反而能降低人的压力，减轻运动时产生的疼痛，令人心情愉快，从而释放压力。

●喝茶降压力

当人的压力大时，压力激素水平就会上升，此时，喝点红茶能有效地帮助高血压患者释放压力。

●充足的睡眠能缓解压力

睡眠不足的人，再加上压力大，很容易出现不满和愤怒的情绪，久而久之，饮食也会变得不规律。此外，压力大也很有可能影响睡眠质量，从而形成恶性循环。因此，保证充足的睡眠对压力的释放大有帮助。

●听音乐有助于释放压力

常听音乐能使人的神经得到放松，引起良好的情绪反应，释放积聚的压力，对身体健康大有益处。

★精神紧张，容易使血压升高

当今世界，社会竞争激烈，生活节奏快，这就不可避免地给人们增加了紧张情绪。人们需要适当的精神紧张，这是人们解决问题的必要条件。但是，过度的紧张却不利于人们解决问题。如果人长期、反复地处在超生理强度的紧张情绪中，就极易出现激动、急躁、易怒等情绪，重者还会影响身体健康。

头痛、失眠、腹泻等，这些症状都与紧张有着千丝万缕的关系。此外，紧张也可能诱发高血压、心脏病、糖尿病等心血管疾病。精神过度紧张易引起血压升高，是由于人经受反复长期的刺激，大脑皮层下神经中枢功能就容易发生紊乱，从而失去对血管调节中枢的正常调节功能。久而久之，血管调节中枢易形成固定兴奋灶，以交感神经中枢兴奋占优势，导致小动脉发生痉挛，血管阻力增加，进而使血压升高。

当出现血压升高的情况时，应在医生指导下尽早服用降压药，使病情得到及时控制，以免恶化。除此之外，还要注意缓解自己紧张的情绪，不要自己给自己施加压力，要调整好精神状态。

要克服紧张心理，调节精神状态是关键：

①高血压患者要注重调节情志，让自己始终保持心情愉快，避免长时间精神紧张。打消过分的奢望，凡事要谦让。同时，要减少思虑，使情绪得到松弛，并消除噪音的干扰。

②合理安排自己的工作、生活、休息，做到忙而不乱，尽量减少紧张情绪。同时，要注意合理安排时间，使自己做到从容不迫，以免紧张匆忙。

③在工作和学习过程中，如果出现头痛、头晕、注意力不集中的情况，那么最好放松一下，让大脑得到休息，这样有助于缓解大脑疲劳，由此缓解因工作紧张而引起的烦躁、急躁等不良情绪。

④适当做一些放松身心的活动。可以选择一个空气清新、安静、光线柔和、活动自如的地方，躺着或坐着。此外，也可以活动一下身体，但运动时速度要缓慢，不局限任何运动项目，只要使全身完全松弛即可。另外，也可以将注意力集中到一朵花或任何一件美好的东西上，细心观察，渐渐地身心就会融入其中，紧张情绪也会得到缓解。

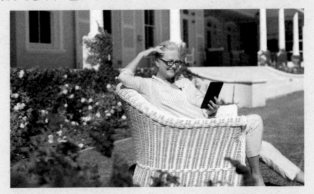

★愤怒，是高血压患者的"隐形杀手"

愤怒属于不良情绪范畴，是一种消极的心境，它易使人们闷闷不乐，变得低沉忧郁，久而久之，就可能阻碍人们的情感交流。最为值得注意的是，愤怒易使人血压升高，这是因为人在愤怒时心跳加速，外周血管的阻力增强，最终导致舒张压明显上升。如此一来，就会加重高血压患者的病情。

愤怒如同一种病毒，让人感到病魔缠身，难以振作。因此，高血压患者要学会控制愤怒情绪。

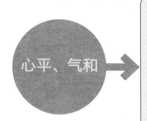

消除怒气的关键是要静下心来分析自己为什么愤怒，判断这些原因是否严重到让你必须以发怒的方式来宣泄自己的情感，然后静下心来，控制自己的愤怒情绪，随时提醒自己：每个人都有权利根据自己的意愿行事，无论什么事都不能以自己的意愿去强加于他人。如果能做到相互谅解，那么怒气必然会消除。

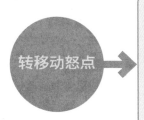

当你遇到致怒的人或事时，首先要迅速规避，换一个环境，以消除郁闷的心情，摆脱应激心理。此时，你可以去一个不会激起怒火的环境中，或者唱唱歌，或者欣赏美景，目的在于使心情平静下来。这样一来，怒气就会随之渐渐消失。另外，要学会适时控制情绪，推迟怒气暴发时间，等冷静后再心平气和地、理智地表达自己的意思。

如果遇到让你愤怒的人或者事情，首先应该想到发怒并不是一个好办法，反而会徒增烦恼。这时，你应该学会让步。理智的宽容、忍让，会使人在心理上获得一种解脱感，同时还能得到别人的谅解。

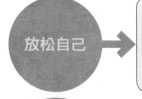

长期精神紧张也容易让人愤怒，因此，高血压患者要适时放松自己，充分调节情致。每当遇到易怒的人或事情时，可以先做深呼吸，参加一项体育运动，让自己尽快抹去那些不愉快的记忆，从而达到缓解心情、消除愤怒的目的。

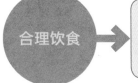

事实上，人的情绪好坏与饮食内容密切相关。如果在某一时期频繁地发生让你愤怒的事情，那么，你就应适当调节饮食结构，多补充含钙食物，这对缓解心情大有益处。

世间不如意的事情很多，并不是愤怒所能制止的。恰好相反，愤怒只会令你陷于被动状态而被对方控制。因此，你应该懂得自我安慰，放宽心，让自己每天都保持乐观、向上的心态。记住，凡事不要过分计较得失，不苛求于人。

当怒气积压过久、过深时，会不利于身体健康，应该想办法疏通因愤怒而形成的郁结。比如，可以向亲朋好友倾诉自己的委屈、烦恼，以获得开解，这样有利于解除矛盾；也可以放声痛哭一次，把心中的怒气释放出来，但不要迁怒于他人，以免伤及无辜。

★焦虑容易引起高血压

血压对情绪的变化较为敏感。情绪状态的改变会使血压和心率发生变化，愤怒、焦虑、恐惧、抑郁等情绪可使血压升高，尤其以愤怒、焦虑、仇恨与血压的关系最为密切。

焦虑一般不会导致长期的高血压，但焦虑一旦发作就可能使人的血压出现明显的、短暂的急剧增高。如果这种短暂的血压升高频繁出现，例如每一天都发作，那么就会使心脏、肾脏和血管受损，这与慢性长期高血压病所带来的损害程度相同。同时，人在焦虑的时候很有可能又会回到一种不健康的生活习惯之中，比如吸烟、大量饮酒或者暴饮暴食等，这些不良习惯都有可能进一步使血压升高，加重病情。

人一旦处于焦虑状态，就应及时调节情绪。如果无法自己调整，那么可以借助其他缓解情绪的方法。

缓解焦虑的方法：

●要学会乐观自信

当人缺乏信心时，可以想一想过去获得的成就或者值得你骄傲的事情，这样容易化解焦虑，恢复自信心。

●尽情大喊

当您觉得焦虑时，可以选择一个私人空间，或车内，或卧室，放声大喊。放声大喊是发泄情绪的好方法。

●肯定自己

当人在焦虑时，不妨反复告诉自己"我能行"等，这样激励自己能使呼吸速度放慢，帮助自己恢复平静。

●学会放松

暂时放松能改善焦虑的程度，比如，接电话时先深呼吸，然后再接听。如果能养成这种习惯，对控制焦虑将大有益处。

●常深呼吸

当人感到焦虑时，脉搏会加速，呼吸会加快，这时不妨做深呼吸，它能迫使你减缓呼吸速率，让身体相信焦虑已经过去。正确的腹式呼吸法是一吸一呼，腹部随之一起一伏。

●体育疗法

当您觉得焦虑时，可以进行适度的体育锻炼。锻炼可以令人感到轻松，有益于克服焦虑，但锻炼要有一定强度，还应持之以恒，才能取得好的效果。适合高血压病患者的运动项目很多，如散步、打太极拳等。

●活动下颚和四肢

当压力大时，人就容易不自觉地咬紧牙关，这时不妨放松一下下颚，让它左右运动一会儿。此外，还可以做扩胸运动，因为人在焦虑时肌肉容易紧绷，进而导致呼吸困难，而呼吸不顺畅又会加重焦虑。想要呼吸顺畅，可以上下转动双肩，同时配合深呼吸。在抬肩的同时注意吸气，在松肩时呼气，如此重复这个动作数次即可。

●阅读疗法

当您感到焦虑时，可以读些自己喜欢的书。人通过对书中人物的感悟能提高自身的认知水平，培养积极的思维模式，督促自己改掉不良的行为习惯，以更好地、迅速地适应社会。当您在体会书中人物感情世界的同时，自己内心的焦虑也会被导向外部，得到释放，从而使内心得到平静。

●保证充足的睡眠

保证充足的睡眠也是减轻焦虑的一个好方法。睡眠越少，情绪就越紧绷，越容易发病，因此，保证充足的睡眠对高血压患者来说极为

●学会处理应急事件

学会正确处理各种应急事件，增强心理防御能力。当紧急事件发生时，首先应安抚自己，镇定心神，要随时提醒自己不可陷入焦虑状态。

★抑郁促发高血压

目前尚缺乏治愈高血压病的方法，需要长期服用降压药来稳定血压，以缓解病情。由于高血压病病程长，长期就医会给家庭增加经济负担，给患者的生活带来很多不便，因此很容易令高血压病患者产生抑郁、焦虑等负面情绪。

通常，人处在抑郁状态下，儿茶酚胺分泌会增多，血小板聚集作用增强，血液黏稠度增加，进而促发血管收缩，使血压上升。

抑郁主要以心境低落为主要特征，此外还可具有以下症状：

①丧失兴趣，总是没有愉快感。

②总是感觉身心疲乏，精力减退。

③自我评价低，常常自责或有深深的内疚感。

④自觉思考能力或联想能力下降。

⑤常有想死的念头，或者有自残、自杀行为。

⑥睡眠质量差，经常失眠、早醒或睡眠过多。

⑦食欲下降或体重下降快。

⑧性欲减退。

如何调整抑郁心理？

①学会自嘲。经常想想自己有哪些可笑的观念和行为，但不要完全否定自己，否定自己和自嘲应区分开。

②可以做些蠢事。高血压病患者不妨做些蠢事，学会从不同角度观察自己熟悉的人，或者做一些出乎自己意料的事，比如穿得傻一些。这样你会发现打破常规并不会发生什么可怕的事情，事情的结果甚至比原来预想的更好。

③尝试另类思维。假如你在演讲时因为怯场而陷入抑郁之中，那么你可以通过有意识地集中注意力来幽默地夸大自己内心的害怕，从而克服这种恐惧感。

④创造有趣的表达方式。创造一个属于自己的、有趣的、有个性的表达方式，这样长久坚持下去，能使自己的性情变得柔韧灵活，从而能更好地解释和评价现实状况。

⑤当抑郁心理严重时，在接受药物治疗的同时还应配合心理治疗。

⑥当心情抑郁时，患者要多活动活动身体，这样会使心情获得意想不到的放松；多接受日光浴，也能改善一个人的心情。

⑦养成好的生活习惯。有规律的生活对克服抑郁心理起着重要作用，因此，高血压病患者要做到早睡早起，保持身心健康，用愉快的心情面对每一天。此外，遇事还应要抱着乐观、积极的态度。

⑧长期处于抑郁状态的人在饮食上应适当补充富含色氨酸的食物，如鱼类、鸡肉、豆类及豆制品等。

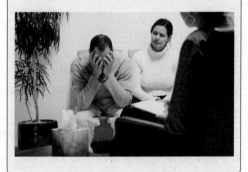

★过度悲伤，影响高血压病情

悲伤是心情无奈、烦闷时的一种表现，人们之所以感到悲伤，是由于人体内的氨基酸长期不平衡所致。此外，体内缺少镁，也是人容易悲伤的潜在因素。

人人都不可能避免经历负面情绪，有些人出现负面情绪时总是通过叹气等形式把这些不良情绪发泄出去，这样有利心理调节。从这个意义上来说，悲伤具有积极意义。但是如果长期处在悲伤中，就要另当别论了。经常悲伤说明心情频繁地处于不良状态，这是不健康的表现。如果不采取措施消除这种不良情绪，那么悲伤的持续就会削弱人的免疫功能，增加其患心血管疾病、消化系统疾病的风险。对高血压病患者而言，过度悲伤容易加重病情。

为缓解病情，发泄悲伤情绪，可以借鉴以下方法：

①学会客观分析问题，不要主观地将小事放大。即使真遇到重大事件，也应该学会正面认识，凡事放宽心。

②学会正确解决自己的心理问题，比如可以将想不通的事向朋友倾诉一下，获得他们的支持。如果经济条件允许，还可以请教心理医生，获得专业帮助。

③学会暗示自己从悲伤中走出来，不要再痛苦。

④不要将自己囚禁在一定的心理空间，应学会主动与别人交流、联系。

⑤放声痛哭。当遇到重大打击时，悲伤是不可避免的，此时不要一味地隐忍，而应放声痛哭。这是修复心灵非常必要的一步，不可忽略。

⑥当您处在悲伤之中时，不要轻易做决定。因为当人陷入痛苦时，情感会战胜理智，这时最容易做出错误的决定。

⑦管理好自己的饮食起居。悲伤会使人消耗很多精力和体力，致使元气大伤，所以处在悲伤中的人应该保证充足的睡眠，合理膳食，多参加体育锻炼，随时注意原有疾病是否加重。

★绝望心理会使人血压升高

所谓绝望是指人对未来及个人目标所持有的一种消极的、无益的负面期待，如果人的情绪一直处在这种状态下，人体的各项机能就会受到损害。当人出现绝望情绪时，就会使血压出现波动，从而导致血压升高，这也说明了高血压与情绪之间的密切关系。

人们通常所说的绝望是人的情绪出现低谷时的一种状态，近年来，绝望成为导致心血管疾病发病率和死亡率不断升高的一个重要因素，这些疾病包括冠心病、心肌梗死和高血压病等。

　　在现实生活中，因绝望而意志消沉、怨天尤人、甚至想一死了之的人比比皆是。

　　要让人们远离绝望，应做到以下几点：

● 学会适时放弃

　　当自己的目标无法实现时，与其让自己受折磨，还不如另选他法。有的人在最初设定目标时可能对未来的计划并不十分清晰，认识也不够客观，因此导致自己做出许多无谓的努力。如果能及时改正自己之前的失误，将同样多的努力完全投入到新的目标中，或许会获得意外的惊喜。

● 学会主动求助

　　现在，很多人的烦恼都是社会原因引起的。随着时间的推移，社会不断进步，传统文化的价值观念不断被挑战，人与人之间的交流和互动方式也发生了很大改变。因此，有时我们会质疑很多事情，包括人生的意义。在自己迷茫时，千万不要逞强，可以找一个可以倾诉的对象，从别人那里获得帮助。

● 磨炼意志

　　让自己拥有坚韧的意志力。在生活中，不如意之事时常发生。有些人在自己努力追求的目标无法实现时会产生挫败感，尤其是在人生的转折点上，如果不能实现自己的预期目标，就会产生失落感。为此，一些意志力不坚强的人还会产生轻生的念头。实际上，这是一种逃避现实的行为。正确的做法是勇敢地接受现实，敢于迎接挑战。既然已经开始了，那就持之以恒，直到实现目标。

● 依靠亲人

　　作为我们最亲的人，他们最能在关键时刻伸出援助之手。不要因为担心亲人讨厌自己或给家人带来负担，就轻易放弃寻求帮助的机会。实际上，亲人们时刻都在准备着帮助我们。如果他们知道你遇到困难却从不向他们提及，很可能因此而误认为你不信任他们，甚至产生一些负面情绪。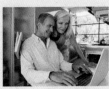

● 善用幽默

　　有些人容易执拗地想一件事，尤其是在没有成功的事情上，总是钻牛角尖。如果你遇到这种情况，不妨用幽默来解决这件事情。任何事都有其两面性，即积极的一面和消极的一面。此时，不妨多看看积极的一面，对于消极的那面，可以将它转化成对自己有意义的因素。另外，不管他人对自己还是对别人提起自己的缺点时，都应该学会一笑置之。

★嫉妒心理会使人血压升高

嫉妒，从某种意义上来说，是一种人类常有的情绪。现代社会是一个崇尚成功的社会，然而在激烈的竞争中，有人成功，就有人失败。人失败后所产生的羞愧、怨恨和愤怒等情绪组成的复杂情感就是嫉妒。

嫉妒有积极的一面，但更多时候表现为消极的意义，存有嫉妒心会导致诋毁、中伤他人等消极行为。通常，嫉妒与狭隘、缺乏修养密切相关。一些心胸狭隘的人会因为一点小事而产生嫉妒心理，别人比他强的方面都成了他嫉妒的根源。缺乏修养的人常常将嫉妒心理转化为消极嫉妒行为，在无形中破坏人际关系。

嫉妒不仅会影响人际关系，更重要的是还会影响人体健康。过度嫉妒会导致人体内分泌紊乱、消化腺活动下降、肠胃功能严重失调、长期失眠、性格多疑、情绪低落、脾气暴躁、血压升高等等，长此以往，必然加大患高血压病、冠心病等慢性疾病的风险。由此可见，嫉妒不仅使人们的精神受到折磨，对身体也是一种摧残。尤其是对高血压病患者而言，更应远离嫉妒。

嫉妒是把"双刃剑"，在伤害自己的同时也伤害了别人。那么，应该怎样消除这种不良心理呢？

●正确认识自己

正确认识自己的长处，不要看轻自己。最重要的是不断剖析、反省自己的行为和心理活动，反思自己对人对事的评价是否存在不公正、不客观的成分，并反省自己对人对事的做法是否理智、行为的出发点是否正确等。

●改掉虚荣心

虚荣心是人扭曲的自尊心。通常，自尊心追求的是真实的荣誉，而虚荣心所追求的是虚假的荣誉。对于嫉妒心理来说，爱面子、以贬低他人来抬高自己也是虚荣心和空虚的表现。一般来说，单纯的虚荣心比嫉妒心理容易克服，但是从形成的机制来看，二者密切相关。所以，克服虚荣心也会减少一份嫉妒。

●学会接纳和理解他人

孔子曰："三人行，必有我师。"这是警示世人做人做事应谦虚谨慎，要学会发现他人的长处，并向他人虚心学习。首先要学会接纳他人，用客观、公正的眼光看待他人，为人处事时坚持与人为善的准则。

●要公平竞争

竞争是激励人奋进的过程，而不应该成为一个目标。如果将竞争作为目的，就会令人过于看重结果，而做出不择手段、不讲原则的举动。因此，首先应该做好竞争总有输赢的心理准备，不应该把目的放在输赢上，而应该重视竞争的过程，从中吸取成功的经验和失败的教训，真正体会竞争的乐趣，这样才有益于形成健康的心理。

●不要总以自我为中心

通常，嫉妒心强的人往往以自我为中心，不甘心落后于人，不把别人取得的成绩看成是对社会、对团体的贡献，而先看成是对自己的威胁。因此，只有摆脱以自我为中心的心理，才能摆脱痛苦。

★ 如何摆脱烦躁情绪

情绪波动频繁的人通常不受周围人的欢迎。那么，怎样才能摆脱烦躁的情绪？在工作中，建议时常容易烦躁的人尽量做到理智大于感情，并及时觉察和控制自己的不良情绪，多与他人沟通。这对高血压病患者而言，对控制高血压病病情大有益处。

烦躁易怒的人应进行以下自我调节：

①在饮食方面应以清淡为主，多吃蔬菜和水果。

②养成良好的作息习惯，注意劳逸结合，保证充足的睡眠。

③在自己的情绪心境上，应进行积极调理，比如可以采取心理暗示法。当心情不好时，应该对自己采取积极的暗示，告诉自己这是正常现象，乌云终会散尽，同时还应多回想一些曾经经历过的美好情景和值得骄傲的事情，这样也有助于缓解心理压力。

④当你因为一件事情或者一个人而觉得心情烦躁、注意力始终无法集中时，不要强迫自己立刻做事。有情绪的时候，可以向朋友、家人倾诉，或者上网找网友聊天。有的时候对着某一件物品倾诉自己的心事也能起到消除烦躁的效果。

⑤通过体育锻炼来摆脱自己的不良情绪。比如，心情烦躁时，可以在体育场跑上几圈，打一场篮球，或者对着远方吼上几声，让自己的身心完全放松。

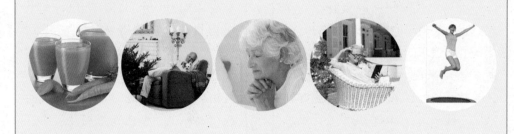

能带来好心情又能降血压的活动

★适度运动有利于降血压

常言道："生命在于运动。"运动不仅能强壮身体，而且对治疗疾病起着重要作用，尤其对高血压病患者大为有利。

运动的作用：

①人体每天都会产生大量代谢物质，包括各种毒素。当人体体温达到一定程度时，全身毛孔会自动打开，体内的毒素会通过汗液排出体外，这就解释了人在运动出汗后为什么会觉得神清气爽。

②运动能减肥。当人运动到一定程度时，脂肪会燃烧并转化成热量，从而起到减肥的作用。

③运动能控制高血压。高血压病多由于血管内径变窄，血流量受限制而出现血压升高，而运动、出汗会使毛细血管扩张，促进血液循环，增强血管壁弹性，从而达到降压的效果。

④适当运动还能减少胆固醇和甘油三酯的含量，对控制血栓的形成、降低血脂具有重要作用。

运动注意事项：

①高血压病患者进行体育锻炼时，要以有氧运动为主，如散步、游泳、打太极拳等，可以根据自己的实际情况进行选择。

②高血压病患者开始运动时的时间不宜过长。每次坚持30～60分钟，每周进行3次。强度以稍微有点吃力为宜。每分钟心跳数以（220－年龄）×0.6为准。在运动15分钟左右时，要测手腕脉搏，15秒得出的数值的4倍便是心跳数。

③掌握好运动量，才能达到好的治疗效果。如果运动量太小，就达不到预期的目的，比如慢悠悠地散步，运动量就无法达到控制血压的要求。如果运动量过大，就容易发生不良反应，甚至使血压升高。

④运动疗法只适合临界高血压患者、轻度高血压患者，重度高血压患者或者心肺功能不好的人不宜参加过多的体育运动。

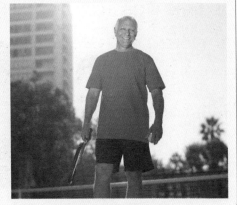

★音乐能舒缓情绪，平稳血压

大多数人听音乐就是为了放松，获得心灵的解脱，由此可以看出音乐会影响人的情绪。因此，音乐也可以作为一种治疗高血压病的方法。

音乐疗法的作用：

①音乐不仅能表达出人的思想情感，陶冶情操，而且还能丰富人们的生活。经常听一些欢快的音乐能促使人体分泌一些有益人体健康的酶、激素、乙酰胆碱等，这些成分能调节血流量和兴奋神经细胞。

②节奏欢快的音乐能振奋人的精神，使人兴奋、激动，优美的乐曲能使人们的情绪平静。

③音乐通过音响来影响人体的生理功能。音乐是通过音响对人的听觉器官和听神经作用的，进而影响到全身的肌肉和其他器官的活动。音响有着自己的振动频率、强度和节奏，当音乐传入人体后，与体内相应的振动频率、生理节奏相配，容易引起很大反应，而这种反应就是共鸣反应，它能激发人的潜能。

④音乐有助于降低血压，减小了患中风和其他疾病的风险。

⑤高血压病的音乐疗法不仅利用了音乐的直接影响，而且还利用了音响的作用来影响人们的情绪，进而二者相结合来影响高血压患者的血压。因此，高血压患者可利用音乐疗法来进行自我调节。

⑥音乐与强烈的节拍能刺激脑波同步共振的节奏和思维。

⑦听音乐有利于促进睡眠。

乐疗方式：

音乐治疗每天1～2次，每次30分钟，30次为一个疗程。音量控制在不超过70dB。乐疗过程中，高血压患者要保持情绪稳定，一般先休息5～10分钟，然后进行乐疗。需要注意的是，思想要集中，效果会更好。

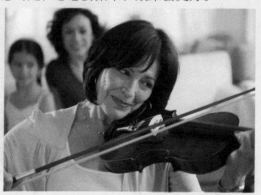

★腹式呼吸法降血压

通常人在紧张时，呼吸会变得越发急促。有些患者在测量血压时血压值比平时的血压高许多，但在完全放松身体、慢慢地做几次深呼吸之后所测的血压值却比第一次测量的血压值低很多。这是因为人的交感神经中枢与呼吸神经中枢在大脑中比较接近，当自主神经的交感神经紧张时，就容易使血压升高，而深呼吸几次后，就能使呼吸中枢和交感神经得到缓解，从而使血压得到下降。

利用腹式呼吸法能扩大肺活量，改善心肺功能，并减少肺部感染，尤其是能降低患肺炎的几率。腹式呼吸法能改善腹部脏器的功能，有利于疏肝利胆，促进胆汁的分泌，降低腹压进而降低血压，对高血压患者大有帮助。此外，腹式呼吸法还具有安神益智的作用。

在降血压呼吸法中，现推荐腹式呼吸法，其要领是：

①采取仰卧势，将双手平放在腹部，全身放松，将气吐尽。

②心中默数1、2、3、4，与此同时用鼻子吸气，直到肚皮鼓起来。

③心中默数5、6、7、8，然后用嘴呼气，直到肚皮紧缩。

④重复第2步、第3步的动作。

腹式呼吸法的注意事项：

①进行腹式呼吸时，呼吸要深长而缓慢。

②注意，要用鼻吸气，用口呼气。

③进行腹式呼吸法时，一呼一吸应控制在15秒钟左右。即深吸气3～5秒，屏气1秒，然后再慢慢呼气3～5秒，屏气1秒。

④腹式呼吸法一般每次进行5～15分钟，做30分钟最好。

⑤身体状况好的人，屏气的时间可以适当延长，呼吸节奏可以放慢加深。身体状况不佳的人，尤其是高血压患者，可以不屏气，但是气要吸足。每天练习1～2次，可以采用任何姿势，练到微热发汗即可，以腹部鼓起缩回50～100次为宜。

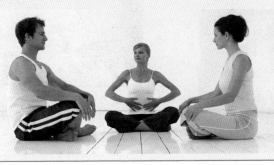

★ 书画疗法有助降血压

现如今有许多血压偏高的老年人常常练习书画和欣赏书画，这对降血压大有益处。这种疗法，在心理学上被称为书画疗法。

> **书画疗法的作用：**
>
> ①书画疗法是通过练习、欣赏书法和绘画达到治病目的的一种自然疗法。这种疗法的降压机制与它能调节情志、疏肝理气、平肝潜阳有着密切的关系。当人们挥笔书写或者专心欣赏书画时，心中的杂念会减少，甚至会渐渐清除，起到安神、养心、疏肝理气的作用，上亢肝阳下降，随之血压降低。因此，经常练习书画有助于缓解病情。
>
> ②书画疗法除了能降低血压外，还能舒心养性，宁气安神，健脑益智。
>
> ③书画疗法分为书画练习、书画欣赏这两类，具体内容分为书法、绘画两类。书法通指用笔来书写楷书、隶书、行书、草书、篆书等文字的一种艺术。用毛笔书写的称为软笔书法，用钢笔、圆珠笔等工具书写的称为硬笔书法。绘画是指中国传统的绘画艺术——"中国画"，主要有人物画、花卉画、山水画、禽兽画、鱼虫画等。这两种形式都适合轻度、中度高血压患者选用。

> **书画疗法的注意事项如下：**
>
> ①每次书画时间不能太久，以每天1～2次，每次30分钟为宜，不可操之过急。
>
> ②书写或者绘画时，应该做到将注意力集中到笔端，专心赏画，尽量做到心神安定。
>
> ③为了治疗高血压病，患者应该常年坚持，锲而不舍，方能见效。
>
> ④患者在练习书画时要注意自己的心情，如果情绪不好，不可以勉强自己。劳累或者病愈体虚者，也不能强打精神练习书画。
>
> ⑤饭后不宜立刻练习书画，因为饭后伏案不利于食物的消化、吸收。

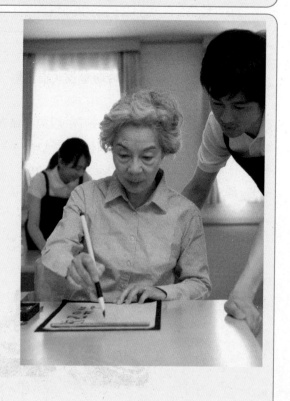

★做家务也可帮助降血压

高血压是一种常见病，并日趋年轻化，发病率年年上升。为了降低发病率，缓解高血压患者的病情，运动疗法一直是预防、控制高血压病的基石。因为运动不仅能有效降压，还能预防成年人患上高血压和防止高血压患者病情进一步加重。

单纯的急性运动或者经长期运动锻炼，血压一般可下降5～7毫米汞柱。而且，高血压患者经过一次耐力训练后，血压会下降并且能持续22小时，尤其是基础血压越高的病人效果越明显。平时没有时间参加锻炼或者不爱运动的人可以做些家务，既能促进身体能量的消耗，又能阻止体内脂肪堆积。

做家务降压的有效方法：

①每次洗刷碗筷时，一边吐气一边抬脚后跟，然后吸气落下，这样重复这个动作多次。

②擦地板时，一边吐气一边把脚叉开，然后吸气、收脚，双脚交叉。将左臂弯曲放到背后，前臂贴在腰际；与此同时，抬高右臂，身体向左侧屈2次，身体还原。迈出右脚，然后反方向，做同样动作，反复做8次。

③买东西时，双手都要提东西，然后呼气时上举，吸气时放下。

④擦玻璃时，将双脚稍微叉开，一边吸气一边弯曲，再一边吐气一边伸直，反复重复这个动作。

⑤原地踏步：双臂放松自然下垂，随着踏步做前后摆动，这样连续踏步30次。

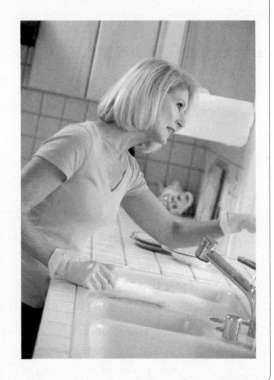

⑥腹背运动：身体站直，将双臂经体前上举，掌心朝前，体前屈，将手指尽量触地；上体伸直，屈膝半蹲，双臂前举，掌心朝下；双腿伸直，双臂还原成直立。重复这几个动作15～20次。

⑦原地跳跃：身体站直，双脚跳成开立，同时双臂侧举；双脚跳成开立势，双手叉腰，连续跳20～30次。

★ 经常唱歌有助降血压

对于老年高血压患者，采用唱歌疗法能有效降低血压，并能缓解临床症状，而且副作用比较少。因此，经常唱歌可以作为高血压患者的一种治疗手段。

唱歌疗法是指主动性音乐治疗中的一种比较实用的且集动脑、动心、动身于一体的治疗方法。可以在心情低落、郁闷时，选择一个舒适的环境，任选一首歌，动情地大声歌唱。因为动情歌唱能使人们心理、生理状态发生改变，所以，高血压患者可以经常唱歌。一首悦耳动听的歌曲能协调人的生理活动，缓解紧张情绪，对降压药物起到辅助作用。

具体方法：

①采站立势，先进行深呼吸和发声训练，每次练20～30分钟，期间应抬头挺胸，双手自然下垂，放在两侧的裤线旁，双脚呈八字形。

②每唱一首歌，应该先进行识谱练习，要求唱准唱熟，然后再加上歌词练唱作品，每次练20～30分钟。

③唱歌时要富有情感，声情并茂，并能较完整地表达出作品的思想感情，每次练30～40分钟。

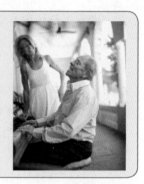

★ 香薰能放松心情，稳定血压

香薰有着神奇的超自然的力量，因为它能调理人们的性情与身体。

芳香疗法不仅能改善患者病情，还能调整患者的身体平衡。五感配合六觉能量疗法，即藉由肉体上的接触按摩来舒展眼、耳、鼻、舌、身、意六种知觉，进而调整身体，同时提升人的精神境界，改善人的情绪，最终达到身、心、灵三相平衡。

香薰是利用花或者树木的芳香成分达到美容、保健的目的。采用精油按摩时，人体会吸入它的香气，这种香气能刺激人的自律神经，安定全身的生理机能，使身体尽快恢复正常状态。

精油的功效还有许多，如薰衣草的精油具有镇静安神的作用，伊兰具有缓和紧张的功效。我们在烹调时所用的生姜能治疗感冒、缓解肌肉疼痛、腹泻等。当心神不宁、心浮气躁时，可以闻闻洋甘菊的香味，

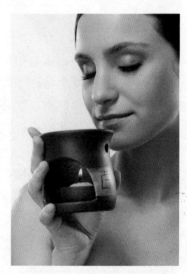

它的香气能让你变得平静。

洗澡时，高血压患者可以在洗澡水中放几滴自己喜欢的精油，或者把香薰蜡烛放在枕边，这样有助于提高睡眠质量，稳定病情。

★ 常看喜剧片有利于缓解高血压患者的病情

一项研究发现，人们在观看恐怖片时，血管会收缩，血流量降低；看喜剧片时，心情容易放松，血管扩张，血流量加大。由此看出，经常看喜剧对心脏的好处堪比有氧运动或者药物。因此，建议高血压患者常看轻喜剧，不仅有益放松心情，而且还能缓解病情。

"笑一笑，十年少""一个小丑进城，胜过一打医生"这些都说明笑对人身心的好处。喜剧之所以有益健康，秘密就在于"笑"。

笑与人的健康长寿有着密切关系。常笑能增强肺部功能；清洁呼吸道；充分抒发内心的情感；消除紧张情绪；使全身肌肉得到放松；散发多余的精力；摆脱忧愁；减轻压力；帮助人们克服羞怯心理。同时，笑还能帮助人们很快适应环境，乐观地对待生活。笑有这么多好处，所以医生建议每天至少要大笑10次。可是，不能无缘故地笑，不能无理由地干笑，这样不但对身心健康不利，而且还会损害健康。那么，从哪儿能找到笑的理由呢？

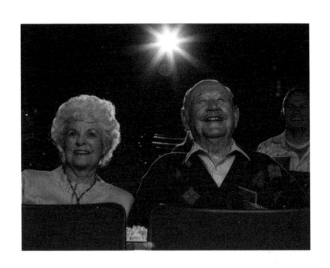

看喜剧影片或电视剧，读喜剧小说，听相声，看小品，这些都是不错的选择。

★ 自我催眠可放松身心

在这个凡事力求自助的时代，高血压患者也可以尝试运用催眠来达到放松身心的目的。实际上，只要掌握其中要领，人人都能学会自我催眠，人人都能用自我催眠法放松身心。

之所以将自我催眠运用到高血压的治疗中，是因为这种方法对改善因压力大导致的高血压十分有效。当人们心理压力大时，会打破自主神经的平衡，使血压升高。通过进行自我催眠，能调整自主神经的平衡。同时，这种方法还能舒缓紧张的肌肉，使身心得到放松，从而达到降压的目的。

自我催眠的注意事项：

①要掌握成功催眠的要领：专注、轻松、意愿。因此，首要任务是创造一个舒适、温暖、放松、无任何干扰、光线稍暗的环境；采取仰卧势；穿着尽量宽松；不要在空腹或饱餐1小时内、沐浴后30分钟内进行，以免出现生理上的干扰。此外，正确的意愿是关键。患者应怀着一种主动、随意、开放的态度进行练习，同时摒除任何企图或意向。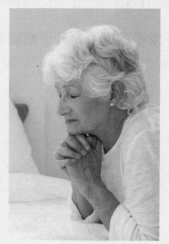

②自我催眠的过程比较长，可以通过找自己信任的人在旁边引导来完成，也可以将所有内容录成录音播放给自己听，或者在熟练后以冥想的方式进行。注意，切忌在"保持警觉"的环境中进行。

③每天至少做3次，持续3个月。

自律训练法：

①闭上双眼，心里默念"静下心来"。

②在心中默念的同时，将意志集中在右手→左手→两手→右脚→左脚→双脚→双手→双脚，每做一个循环3～5分钟，反复做2个循环。一边心里默念一边按照步骤2的顺序移动意志，并想象着全身的血液正在逐渐增多。

结束动作：

①两手握拳张开，再次握拳，反复做4～5次。

②手臂屈伸4～5次。

③一边身懒腰一边深呼吸，重复这个动作2～3次。

④睁开双眼。

 # 养成好的生活习惯，稳定血压

★高血压患者饮食要清淡

高血压患者不宜吃得过咸，因为盐的主要成分是氯化钠，钠含量多。如果人过多摄入钠，会引起体内水分潴留，增加血容量，加重心脏负荷，从而使血压升高。所以，建议高血压患者饮食要吃得清淡一些。所谓清淡的食物，大多指的是性偏凉的食物，如百合、苦瓜、紫菜、芹菜、绿豆、海带、海蜇等。

那么，高血压患者该如何做到清淡饮食呢？

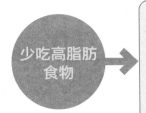

高血压患者平时要少吃高脂肪食物，这样才有益于顺利降血压。如果不控制脂肪的摄入，会使高血压患者血脂出现异常，低密度脂蛋白增高，高密度脂蛋白下降，这样就会促进动脉粥样硬化形成，最终诱发冠心病、心肌梗死、脑梗塞、脑溢血等疾病。

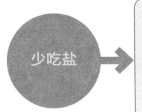

高血压患者在饮食上要真正做到以清淡为主，就必须严格限制盐的摄入量。因为盐进入人体后会吸收水分，使血容量增多，增加心脏收缩时对血管的冲击力，从而使血压升高。正常情况下，每人每天摄入盐量不超过6克，而高血压患者更要少吃。

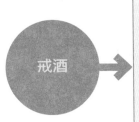

高血压与饮酒也有着密切关系，随着饮酒量的增加，血压也会不断上升。高血压患者长期过量饮酒，发生中风的几率大，嗜酒者更加明显。长期饮酒会影响降压药物的药效。服用同样的药物，饮酒者的血压不容易控制，而戒酒后，除血压下降外，高血压患者对药物治疗的坚持性也将大有进步。对老年高血压患者来说，饮酒会加重药物的副作用，增加药物的毒性，最终给患者带来不必要的伤害。

多吃新鲜的蔬菜、水果

高血压患者平时可以多吃一些新鲜的蔬菜、水果。

不吃油炸食物

家里有高血压患者，烹调菜肴不宜采用油炸方式，因为油炸食品是高胆固醇食物，会增加人体的脂肪含量，使血压升高。

戒烟

吸烟给高血压患者所造成的伤害是致命性的，长期吸烟会损害血管内皮，增加高血压患者患上动脉粥样硬化疾病的风险几率。

★ 补充含钾食物，有利降血压

钾是维持人体生命活动不可或缺的矿物元素。适当补充含钾食物，能帮助人体排除多余的钠，抑制肾脏对钠的吸收，并促进排泄。此外，钾对人体神经脉冲的传递、细胞营养的吸收、维持血压的稳定、保持血管壁的弹性、维护心血管健康等都具有重要意义。

高血压患者服用的利尿药不仅会促进钠排出体外，而且还会把有降压作用的钾、镁排出体外，导致钾、镁缺乏。当人体缺乏钾时，会出现疲倦无力、心跳减弱、呼吸困难、食欲不振、心律不齐等症状。此时，可以吃些含钾食物，如豆类、青菜、水果等。

一般钾的摄取标准为，成年男性每天2000毫克，成年女性1600毫克。高血压患者每天钾的摄取量以3500毫克为宜。

很多人炒菜前习惯用水冲洗、加热，这些做法都容易导致大量钾元素流失。另外，出汗、饮酒、吃甜食、喝咖啡等也容易使钾元素流失。因此，即使摄取过量钾元素也不必担心，因为过量的钾会随同尿液排出体外。

需要注意的是，需洗肾的高血压患者要严格限制钾元素的摄入量，不宜用钾元素来缓解病情。由于钾容易溶于水中，所以，洗菜时应避免过度浸泡食材，炒菜时应避免长时间烹制。

胡萝卜含有丰富的钾元素，高血压患者常吃胡萝卜能补充因流汗所消耗的钾。

★ 饮食有度，不暴饮暴食

通常，饮食不当，再加上缺乏运动量，人就容易发胖。时间长了，就易患上代谢综合症，尤其对高血压患者病情最为不利。吃饭时间不规律、暴饮暴食，这些错误的饮食习惯容易增加人体内脏的脂肪含量，同时也是诱发高血压、高血脂和高血糖的因素之一。有许多肥胖症患者虽然肥胖，但却无法控制自己的饮食，最终导致体重不断上升。

其实，这种过度饮食的习惯可以改掉。如什么情况下易暴饮暴食，饮食的次数和时间如何，平时是否喜欢吃零食，是否有一边做事一边吃食物的习惯，吃饭速度是否过快，外出时是否喜欢带些零食等，这些都关系到我们的身体健康。在打算减肥之前，你可以从早晨起床起到晚上临睡前，将这个期间所吃的食物都记下来，这样就会清楚自己一天吃多少食物了。

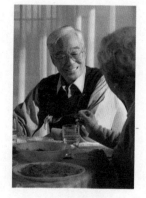

高血压患者要做到饮食有度，首先应从暴饮暴食开始改正，因为过饱对身体有百害而无一利。

★高血压患者尽量少吃打卤面

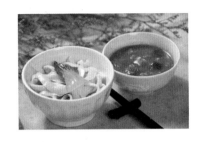

为什么吃打卤面会使血压升高呢？大家或许都有疑问。其实道理很简单。在做面条时，人们往往为了口感好，炸酱卤里都会放少量盐，这样做很容易使盐超标。我们都知道高血压与盐密切相关。盐的摄入与高血压呈正比，即人体摄入盐量越多，血压值就越高，平均每天摄盐量多增加1克，高压平均上升2毫米汞柱，低压上升1.7毫米汞柱。

中国人盐吃得多，血压对盐比较"敏感"，高血压患者中患"盐敏感性高血压"的人占大多数，也就是说食用高盐后血压会随之增高。因此，少吃几次面条，对高血压患者来说，是控制好血压、减少服用降压药物的有效方法。

除了少吃打卤面，高血压患者还应少吃咸菜、酱豆腐等含盐量高的腌制品。另外，如果患者出汗不多，还应少喝面条汤、饺子汤，因为汤也是"藏盐大户"。高血压患者平时可以多吃含钾的食物，钾能防止钠引起的血压升高和血管损伤。日常生活中，含钾的食物有荞麦、玉米、土豆、红薯、菠菜、芹菜、苋菜、甘蓝、香蕉等。此外，海藻类也含有大量钾元素，如紫菜，海带，都适合高血压患者食用。

★高血压患者进餐时要细嚼慢咽

现代社会生活节奏很快，许多人因赶时间上班，吃饭总是速战速决。殊不知，吃饭太快对身体有很大的危害，尤其是对高血压患者而言，危害更大。

吃饭细嚼慢咽是有科学道理的，充分的咀嚼食物能有效阻止致癌物质的形成，咀嚼时间越长，唾液分泌得就越多，对身体健康就越有益。相反，如今人们每次吃饭仅用5分钟，至多10分钟，这说明咀嚼的次数在减少，那么唾液分泌量也相对减少，这样就给致癌物质带来了可乘之机，对人的身体健康极为不利。天长日久，对人体的伤害是与日俱增的。

我们应将吃饭速度慢下来，尤其是高血压患者更应该养成这个好习惯。吃饭细嚼慢咽不仅能阻止致癌物质形成，还能起到减肥的作用，这是因为当食物进入人体后，血糖会升高，大脑食欲中枢就会发出停止进食的信号。如果进食过快，当大脑发出停止进食信号时，已经吃了很多食物，再多吃就容易增加肠胃的负担，影响血压稳定。因此，高血压患者在吃饭时应细嚼慢咽，这对减肥大有帮助。另外，细嚼慢咽还能改善局部血液循环，不仅能美容，而且能增强大脑的活力，起到防治阿尔茨海默症的作用。

高血压患者吃饭有讲究：

①掌握好吃饭的时间。在稍有饥饿感时应立即吃饭，而且每餐要在固定的时间吃，这样能避免过度饥饿后吃得又多又快。

②进餐的时间至少20分钟，这是因为从吃饭开始要经过20分钟，大脑才能接收到吃饱的信号。如果进餐太快，在大脑得到吃饱信号时，已经吃了很多食物了。

③每口饭至少咀嚼30次以上。

④用小汤匙代替筷子，这样能减慢进餐速度。

⑤平时可适当吃些粗粮，降低进餐速度。如喝燕麦粥比喝白米粥慢，吃全麦馒头比吃白馒头的速度慢。

⑥进餐前喝两杯水或者喝碗汤，多吃能增加饱腹感的食物，比如豆类、魔芋等。

⑦进餐时尽量用浅盘和透明餐具，吃饭时可以有意识地帮别人夹菜，这都是避免吃撑的好办法。

★高血压患者多吃苹果，有效治失眠

高血压病与睡眠有着密切关系，如果睡眠质量长期不好或者失眠，很容易使血压升高。这是因为高血压病与大脑皮层兴奋、抑制过程失调、自主神经功能发生变化有关。长期失眠会破坏人的自主神经功能，影响人的血压状况。所以说，失眠关系着全身系统的健康状况。那么，高血压患者如何防治失眠呢？答案是多吃苹果。

苹果素有"水果之王"之美誉，除治疗失眠症外，还能健体和防治疾病。苹果含有丰富的糖类、果胶以及苹果酸、柠檬酸等多种有机酸，还含有维生素和钾、锌、钙等多种微量元素。其自身带有浓郁的香气，对人的神经有很强的镇静功效，可催人入眠，改善睡眠质量。

由于苹果含有丰富的钾元素，这种成分能帮助人体排出多余的钠离子，起到调节钾盐平衡、降低血压和保护心血管的作用。因此，苹果是高血压患者的"健康之友"。

此外，多吃苹果还能改善人的呼吸系统，增强肺功能，保护肺部免受感染。苹果所含的胶质和微量元素铬具有稳定血糖的作用，所以，苹果不仅是糖尿病患者的健康小吃，而且还是所有想控制血糖的人不可缺少的水果。此外，常吃苹果，还能有效降低胆固醇含量。需要注意的是，吃苹果时一定要细嚼慢咽，这样既有利于消化，又能降低患疾病的风险。

★常喝绿茶降血压

　　高血压是一种比较常见的慢性疾病，除了采用药物治疗外，食疗也不失为一种好方法。但是食疗必须长期坚持，才能取得明显效果。高血压患者保持喝茶的习惯，不仅能有效预防体内胆固醇升高，而且还能辅助降压，控制日常血压。

　　茶叶中含有儿茶素类物质，这些成分具有降压作用。此外，茶叶中还含有咖啡碱、氨茶碱和维生素P等成分，这些成分也具有降血压的功效。由于绿茶中儿茶素含量高于其他茶叶，同时绿茶中所含的r-氨基丁酸具有松弛血管壁的作用，因此，常喝绿茶降压效果明显。

　　茶叶中所含的儿茶素的降压作用主要表现为：一、能促进血液中胆固醇的溶解；二、能抑制转换酶ACE的活性，当血管紧张素分泌较少时舒缓激肽分泌就多，从而起到降血压作用；三、儿茶素能增强血管壁的弹性，缓解血管痉挛，从而起到防治动脉硬化的功效。

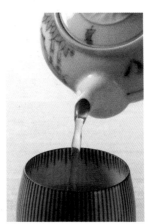

　　茶叶所含的咖啡碱能松弛血管壁，使血液充分流入冠状动脉，为心脏提供充足养分。同时，咖啡碱还具有利尿作用，能帮助人体排出多余的钠离子，平衡钾钠含量，稳定血压。茶叶中的氨茶碱能扩张血管，减少血流阻力，有利于降血压。茶叶中的维生素P，能增强毛细血管的韧性，对降压具有明显辅助作用。因此，高血压患者可以常喝茶。喝茶虽然好，但也要适量，不要猛喝。要适度摄取，才能稳定病情。

★充足的睡眠有助降血压

　　由于人体受生物钟的影响，夜间的血压比白天的血压低，特别是睡眠中的血压更低些。但是，如果睡眠质量不好，导致睡眠不足，身心的疲劳就会无法尽消。这样一来，不仅会影响白天的身体情况，而且还会加重患者的心理负担，使血压升高。这种情况下，不仅起不到保护血管的作用，还会诱发动脉硬化。

　　睡觉要有规律。高血压患者应该养成按时就寝、按时起床的习惯，形成生物钟，每天按照自己的生物钟作息、活动，这样才有助于缓解病情，预防高血压并发症。

　　创造一个舒适的睡眠环境。睡眠中的灯光和声音都可能妨碍睡眠质量，刺激血压，使血压升高。所以，选择一个安静舒适的睡眠环境也非常重要。高血压患者的卧室要保证适当的温度和湿度，并且备好舒适的寝具，这几点有利提高高血压患者的睡眠质量，对养心安神、稳定血压大有帮助。通常，卧室的温度以22～23度为宜，湿度以60%为佳。另外，不宜选择太重的棉被和过高的枕头，这些都容易促使血压升高。

提升睡眠质量。高血压患者睡觉前应喝一杯白开水或者一杯牛奶，这能补充人在睡觉时流失的水分，防止血液黏稠，避免发生意外。老年高血压患者最好在卧室内准备一个简单的便盆，并准备好早上起床后所穿的贴身衣物、袜子、血压计等。

最佳睡眠时间：

①高血压患者要保证充足的睡眠，应保证每天睡足7～8个小时，老年高血压患者以每天睡6～7个小时为宜。

②高血压患者可以在午饭后小睡一会儿，老年人可睡30分钟。如果没有条件躺着睡，那么可以仰卧在沙发或者椅子上闭目养神，这样有利于全身放松，稳定血压。

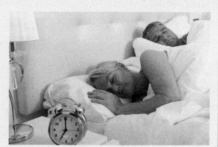

③高血压患者要掌握好晚餐时间和晚上入睡的时间。一般睡觉的最佳时间为晚餐后4小时，此时胃里的食物大多已经被人体消化吸收，睡觉时不会给肠胃增加负担。

★高血压患者常喝酸奶有好处

酸奶是一种比较常见的奶制品，许多人都喝过。酸奶含有许多人体所需的营养物质，经常喝酸奶不仅能增强抵抗力，而且还能促进身体发育。此外，酸奶中含有大量乳酸菌，具有明显降压作用。

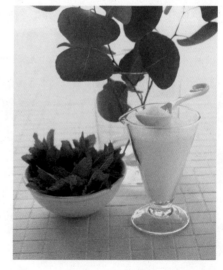

乳酸菌可吸收肠道内的胆固醇，降低胆固醇含量。当人的血压升高时，血管壁容易破损，多余的胆固醇从血管破损处进入血管壁的内侧，从而诱发动脉硬化。对于高血压人群来说，保持胆固醇值正常是预防脑中风、心脏病等疾病的关键因素。此外，乳酸菌能平衡肠道内细菌，促进肠道蠕动，对防治便秘具有重要作用。

酸奶中还含有大量活性乳酸杆菌，这种成分能有效防止蛋白质发酵，减少肠内产气，从而缓解腹胀、消化不良等症状。

酸奶所含的氨基酸能保持血管弹性，防止血管硬化，因此，高血压患者常喝酸奶大有益处。

选择酸奶时，一定要注意是否过期。通常，活性乳酸杆菌在0℃～4℃的环境中存活期为静止的，但随着周围温度的升高，乳酸菌会加速繁殖、死亡，此时的产品就是无活菌酸性乳品，其营养价值大大降低。含有活性乳酸菌的酸奶保质期比较短，一般为两周左右，且必须在2℃～6℃下保存，否则极易变质。

★洗澡水不宜太热

一般，健康的人洗澡时水温稍热些没有问题。但是，对于高血压患者来说，不宜泡热水澡，而且时间不宜过长。

浴室内温度高，容易使全身毛细血管扩张，大量血液涌到体表的血管，心脏、大脑等器官的血液相对减少。高血压患者在这种环境下极容易患上脑中风。因此，高血压患者洗澡时要调好水温，以在39℃～40℃的温水中洗30分钟为宜。

洗澡注意事项：

①切忌从浴盆中突然站起来。洗澡时突然站立会出现眩晕，这是由于入浴时下降的血压突然上升而再下降所导致的暂时性脑供血不足，因此，高血压患者在洗完澡后要缓慢地站起来。

②忌洗澡水过满。如果浴盆内的水满到过颈部，水压就会促使血压升高，而且只要对上肢稍有刺激，血压就会上升。所以洗澡水的量以把手放在热水外面最为得当。

③饭前、饭后不宜洗澡。洗澡会促使血液循环到皮肤，血压下降，但下降的血压会因为刚结束的饮食而有所升高，血压忽上忽下，会增加末梢血管的负担。

④忌热水澡和蒸气浴。通常，人在超过43℃的水温下沐浴，就会增加心脏的负担。蒸气浴有时高达100℃，泡在里面容易大量出汗，使血液黏度提高，同时也增大了高血压发病的危险率。

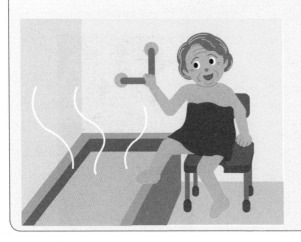

⑤巧洗头也能降血压。高血压患者洗头时，先用十根手指从头顶前额四周到后颈来回轻轻地旋转按摩，每次20～30下。这个动作能刺激头部神经末梢，通过大脑皮层促进头部的血液循环，进而改善皮脂分泌和头皮的营养，缓解紧张状态，从而起到降压的作用。

★睡醒后不要立刻起床

突然站起身时会出现眩晕感，这就是脑供血不足的症状。人在站立时，血液会堆积在下半身，这种情况下，要使血液流到大脑需要一定的压力。相反，人在睡觉时，血液分布比较均匀，所以这时的血压要低于站立时的血压。因此，从睡姿转到站姿，血压需要有一个反射调节的过程。通常，健康的人通过手脚血管的反射性收缩来调节血压，但老年人和体位性低血压患者却不能更好地调节血压。若突然起床，就容易导致脑供血不足。

此外，长期服用拓宽血管的降压药物也会导致脑供血不足。

如果动脉硬化患者患上脑供血不足，那么就会危及生命安全。因为大脑内的血流减少诱发脑梗死，而高血压患者中有许多人都患有动脉硬化，所以不能轻视脑供血不足症。

早晨醒来后，高血压患者要记得在被子里活动一下手脚，然后再慢慢坐起来，等完全清醒后再站来，这样能有效预防脑供血不足。

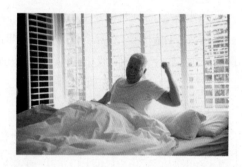

★高血压患者温水洗漱可以避免血压上升

温水洗漱

在日常生活中，高血压患者要寻找一些对降压有利的生活措施，通过合理运用这些措施，减少服用降压药物，以取得理想的降压效果。

当人的手或脚沾到过热、过凉的水时，可能对血压影响不大。但是如果人的脸接触过冷、过热的水，就会刺激皮肤的感受器，使周围血管舒缩，进而使血压升高。因此，高血压患者平时要使用30～35度的温水洗漱。

晨起一杯水

高血压患者早晨起床后应喝一杯温开水，这不仅有利冲洗胃肠，而且还能稀释血液，降低血液的黏稠度，促进血液循环，加速新陈代谢，从而起到降低血压的作用。

如果高血压患者能养成这两个习惯，那么可以使血压处于相对稳定的状态，不会加重病情。所以，高血压患者要重视日常保健，让自己尽快康复。

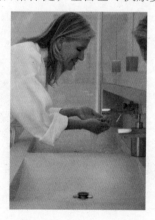

★ 养成口渴前喝水的习惯

当人体内水分不充足时，血液中的水分也会相应减少，使血液的密度增大，这种情况下血管很容易受损，促进血栓形成。但是，轻度缺水，人是感觉不到的。所以，改善血液黏稠最重要一点是补充水分，让身体脱离缺水状态。年龄越大，口渴就越明显，及时补水显得尤为重要。

喝水不是乱喝，也有讲究。喝水不宜一次喝得过多，宜勤喝少喝。除了用餐时摄入的水分外，每天还应喝1500毫升的水。早晨起床后要喝1杯，这杯水能补充睡觉时流失的水分。高血压患者应养成良好的喝水习惯，在口渴前补充水分。还应多喝温水，尽量不喝甜水或饮料，这样才有助于缓解病情。

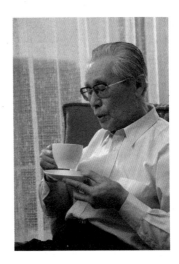

★ 侧睡有利于防治高血压

呼吸暂停会使血压升高。持续鼾声突然中断，数秒或者数十秒后鼾声再次响起，这种在睡眠中反复出现的疾病叫作睡眠呼吸暂停综合征。患者本人无法注意到这种病，多数是从家人那里得知的。

人在睡觉时，呼吸道会变得狭窄，一旦打鼾，呼吸道就会突然受阻导致睡眠呼吸暂停。这种症状在肥胖人群中比较常见，这是因为喉部和舌根处堆积了大量脂肪，使呼吸道变得狭窄，致使呼吸暂停。

当呼吸暂停后，人的血压会随之升高，在不知不觉中就阻碍了睡眠，使睡眠呼吸暂停综合征患者不能入睡，导致睡眠不充足。因此，患睡眠呼吸暂停综合征的人比较容易出现萎靡不振、疲惫不堪等症状。睡眠不足很容易导致血压升高，所以，应重视睡眠呼吸暂停综合征。

减肥，防止打鼾。减肥，可以通过改善饮食和体育锻炼来实现。平时要注意多用鼻子呼吸，睡觉时采取侧卧势。这是因为仰卧时舌头处于松弛状态，易使上呼吸道变狭窄，阻碍呼吸。高血压患者可以选择侧卧势，以防止打鼾。

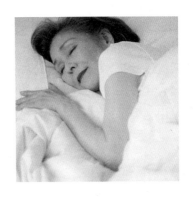

★高血压患者忌排便用力

便秘也是促发高血压的原因之一。治疗高血压，患者首先要改善便秘。高血压患者服用的一些降压药会导致便秘。因为利尿剂有排水的作用，它会使人体内水分流失，大便变干结，引起便秘。所以，常服用降压药的高血压患者要及时补充水分。对高血压患者来说，便秘之所以令人畏惧，是因为便秘是诱发脑中风的关键因素之一。正常人在用力排便时血压会上升，因此，病情未稳定的患者不宜用力排便。必要时，可以服用泻药帮助排便。

为防止便秘，高血压患者平时应注意调整饮食结构，多吃一些富含纤维素的蔬菜、豆类和薯类，还应多补充水分，多吃水果，如苹果、香蕉、草莓等有利通便的水果。此外，高血压患者要多加锻炼，增强腹压有助于排便，比如，每天做仰卧起坐30次，治疗便秘效果显著。对老年患者来说，还可以吃些蜂蜜，对排便大有帮助。

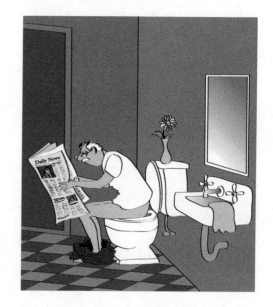

★及时排尿有助降血压

有些人常忍着尿不排，抑制尿液使其充满膀胱，导致血压上升。在憋尿后，随着尿液排出体外，血压会随之下降。当血压突然下降时，很可能导致男性排尿性晕厥。这种现象很少发生在女性身上，是因为女性的身体结构使膀胱无法储存大量尿液，还因为女性采取坐姿排尿。

因此，及时排尿能有效防止男性排尿前后血压发生剧烈变化。此外，传统的排尿方式腹压比较大，所以，建议男性也采用坐姿排尿，这样对高血压病情极其有利。

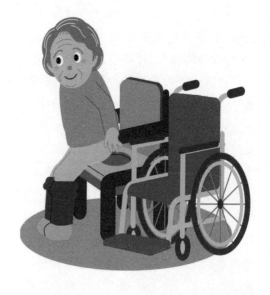

★ 保持体温，切勿过冷过热

血压对气温的变化特别敏感。当人体感到寒冷时，末梢血管就会收缩，导致血压上升，而血压快速上升有可能诱发脑中风和心肌梗死。所以，在室外环境气温低的情况下，高血压患者要注意做好保暖。

事实上，冬季发病率高也与住宅的构造密切相关。通常，卧室的温度比卫生间的温度高些。人在厕所排便时将身体部位裸露在外，身体突然受凉，容易使血压升高。尤其是深夜从温暖的被窝中起来，进入温度低的卫生间更危险。

如何防止身体过冷过热：

> ①进入冬季，高血压患者最好在卫生间放置暖气或者将坐便器的盖子套上垫子，以免身体受凉，发生意外。
> ②老年高血压患者最好在卧室放置一个简单的便盆，避免夜间上卫生间时身体受寒，使血压升高。
> ③冬季，高血压患者外出时，一定要注意保暖。为了避免从温度高的室内到寒冷的户外导致血压升高，高血压患者应该穿保暖的大衣，戴上围脖、手套，防止身体受寒，使血压升高，加重病情。

★ 控制性生活，有利稳定病情

性生活容易使血压升高

众所周知，性生活不仅会消耗一定体力，而且也是一种兴奋与紧张并存的情感性活动。在性生活过程中，人的心率会加快，心搏出量增加，同时，交感神经系统的兴奋性也会随之增加，这些现象都会导致血压升高。因此，高血压患者在过性生活时要慎重。

如果因为过性生活会使血压上升而压抑性欲，那么他们就会因为欲望无法得到满足而感到焦虑不安，在过度幻想后使血压升高。有些妻子担心丈夫的病情而变得有些神经质，不满足丈夫的性需求，其实，这样反而更很容易使高血压患者心烦意乱，血压升高。

高血压患者如何过性生活

轻度高血压患者：这类高血压患者可以不用禁止性生活，以每1～2周进行1次性生活为宜，但在性交时要避免太过激动，动作也不能太过激烈，时间不宜太久。需要注意的是，切忌在酒足饭饱后性交，期间避免憋气动作。

中度高血压患者：这类高血压患者在性交时血压上升比较快，如果平时血压值就偏高，那么性生活时血压上升就会更高。如果不服用一定药物就进行性生活，很可能诱发高血压危象。

因此，这类高血压患者在性生活前应先服用1次降压药，以每2～4周进行1次性生活为宜，应避免激烈、长时间性生活。一旦在性生活过程中出现头晕、心慌、气短等症，应立刻停止性生活，躺卧休息，并及时服用降压药。

重度高血压患者：这类高血压患者因为常伴有明显的心脑肾并发症，血压会不断升高，很难控制，所以不宜过性生活。平时可以用爱抚来代替性生活，以得到心理上的满足。

★保持稳定情绪，切忌与人争吵

很多人对高血压病所带来的危害并不陌生，但是对如何避免这些危害的了解却很有限。日常生活中，当人与人意见出现分歧时，双方耐心地听取对方的意见，心平气和地进行交谈，那么血压就会保持正常水平。相反，若两人发生分歧时都无法冷静而争得面红耳赤，就会心烦意乱，血压也会随之骤然上升。由此可以看出，争吵对高血压患者而言更加有害。

人在情绪激动时，尤其是与人争吵时，在大脑皮质的影响下，会兴奋延髓的心血管调节中枢，增强交感、肾上腺系统的活动。这时，去甲肾上腺素增多，由肾上腺髓质分泌进入血液的肾上腺素也增加许多。在交感神经和肾上腺素作用下，心脏收缩加强，心输出量增多。此外，全身大部分小血管收缩，阻力增大。由于心输出量增多和阻力增加，导致血压上升。

因此，高血压患者的心态一定要平和，尽量不要与人争吵，避免情绪过度紧张、激动、焦虑。

以下几种方法能帮助高血压患者稳定情绪：

①不要在情绪激动时争吵。若两个人情绪都处在激动状态下，彼此越吼声音就会越大，不管想到什么可以刺伤对方的话都会毫不犹豫地说出口。这时已经没有所谓的沟通了，两个人吵架只是想发泄愤怒而已。所以，高血压患者应避开情绪激动的时候，尽量等到心平气和再进行交谈。

②不要轻易打断对方。频繁打断对方的讲话，很容易激怒对方，这时，想好好沟通往往十分困难。所以，应该冷静地听完对方讲话，在他讲完后，你可以重述一下他的想法，问问他你的理解是否正确。通常，盛怒中的对方会因为你正确的理解而平静下来。所以，要让对方有机会谈完自己的想法，这是非常重要的。

③与人交流时，要学会站在旁观者的角度上，用欣赏和宽容的眼光观看待对方。

④要学会接受不同意见。只要坚持这么做，你或许会发现很多新的乐趣。